TRAITÉ

DE LA

MÉDECINE LÉGALE

DES ALIÉNÉS

DANS SES RAPPORTS

AVEC LA CAPACITÉ CIVILE ET LA RESPONSABILITÉ JURIDIQUE
DES INDIVIDUS ATTEINTS DE DIVERSES AFFECTIONS AIGUËS OU CHRONIQUES
DU SYSTÈME NERVEUX
D'INFIRMITÉS CONGÉNITALES (SURDI-MUTITÉ, CÉCITÉ)
D'ARRÊTS DE DÉVELOPPEMENT CÉRÉBRAL (IDIOTIE, IMBÉCILLITÉ), ETC.

PAR

M. LE Dr MOREL

Médecin en chef de l'asile d'aliénés de Saint-Yon (Seine-Inférieure), etc.

PREMIER FASCICULE

CONSIDÉRATIONS PRÉLIMINAIRES — HISTORIQUE

PARIS

VICTOR MASSON ET FILS
PLACE DE L'ÉCOLE-DE-MÉDECINE
M DCCC LXVI

TRAITÉ

DE LA

MÉDECINE LÉGALE

DES ALIÉNÉS

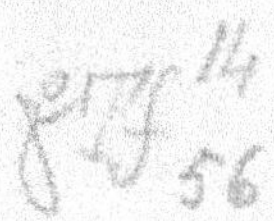

OUVRAGES PRINCIPAUX DU MÊME AUTEUR.

ÉTUDES CLINIQUES. Traité théorique et pratique des maladies mentales, considérées dans leur nature, leur traitement, et dans leur rapport avec la médecine légale des aliénés. 1 vol. in-8. Paris, 1852, Chez Victor Masson et Fils. (Épuisé.)

TRAITÉ DES MALADIES MENTALES. 1 vol. grand in-8. Paris, 1860, Chez Victor Masson et Fils. Prix . . . . 13 fr.

TRAITÉ DES DÉGÉNÉRESCENCES INTELLECTUELLES, PHYSIQUES ET MORALES DANS L'ESPÈCE HUMAINE, avec Atlas de 13 planches. — Ouvrage couronné par l'Institut. Paris, 1857. Chez J. B. Baillière et Fils. Prix . . . . 12 fr.

LE NON-RESTRAINT, ou De l'abolition des moyens coercitifs dans le traitement des aliénés. Br. in-8. Chez Victor Masson et Fils. Prix . . . . 2 fr. 50

DU GOITRE ET DU CRÉTINISME. Étiologie - prophylaxie, traitement. Suivi d'un programme médico-administratif pour le traitement et l'extinction de ces endémies. Paris, 1864. Chez Asselin.

DE LA FORMATION DU TYPE DANS LES VARIÉTÉS DÉGÉNÉRÉES. Avec planches. — Premier fascicule.

Paris — Imprimerie de E. MARTINET, rue Mignon 2

TRAITÉ

DE LA

MÉDECINE LÉGALE

DES ALIÉNÉS

DANS SES RAPPORTS

AVEC LA CAPACITÉ CIVILE ET LA RESPONSABILITÉ JURIDIQUE
DES INDIVIDUS ATTEINTS DE DIVERSES AFFECTIONS AIGUES OU CHRONIQUES
DU SYSTÈME NERVEUX
D'INFIRMITÉS CONGÉNITALES (SURDI-MUTITÉ, CÉCITÉ)
D'ARRÊTS DE DÉVELOPPEMENT CÉRÉBRAL (IDIOTIE, IMBÉCILLITÉ), ETC.

PAR

M. LE Dr MOREL

MÉDECIN EN CHEF DE L'ASILE DES ALIÉNÉS DE SAINT-YON (SEINE-INFÉRIEURE)

Chevalier de la Légion d'honneur,
Lauréat de l'Institut (Académie des sciences),
membre correspondant de l'Académie royale de Savoie, de l'Académie Stanislas
de Nancy, de la Société d'émulation de l'Ain, des Sociétés de médecine
de Nancy, de Metz, de Gand, de Lyon, etc.,
et membre de l'Académie des sciences, belles-lettres et arts
de Rouen.

« Stout latus qui expliciita rerum memoria
« pollent. Habent dilucida intervalla in qui-
« bus mente constant et ad omnia et cæteri
« omnes sani homines sufficiunt... Aperitis
« perça significatur dementia ex civilibus
« actibus »

(PAULUS ZACCHIAS, *Quæstiones medico-
légales.*)

PARIS

VICTOR MASSON ET FILS

PLACE DE L'ÉCOLE-DE-MÉDECINE

M DCCC LXVI

Tous droits réservés.

A

M. A. TARDIEU

PROFESSEUR DE MÉDECINE LÉGALE

DOYEN DE LA FACULTÉ DE MÉDECINE DE PARIS

Les progrès de la physiologie et de la pathologie du système
nerveux impriment, de nos jours, aux études médico-légales
sur la folie une direction incontestablement plus vaste et plus
considérable que celle qu'elles ont eue autrefois.

Ce serait mal comprendre, en effet, le but et la portée d'un
ouvrage sur la médecine légale des aliénés que de croire qu'au
point de vue juridique et médical, un traité de cette nature
n'intéresse que les hôtes de nos asiles, ou ceux encore dont la
folie notoire est généralement acceptée par l'opinion.

L'expérience nous apprend au contraire qu'en dehors de la
folie proprement dite, telle qu'elle est décrite dans les livres,
telle qu'on l'observe dans les asiles d'aliénés, telle enfin qu'on la
comprend généralement dans le monde, il se produit une foule
d'actes humains qui, par leur nature étrange, par leur caractère
exceptionnellement dangereux, par la perversité pour ainsi dire
instinctive et raisonnée de leurs auteurs, suscitent de grandes
perplexités dans la conscience des magistrats.

La science elle-même hésite parfois à se prononcer dans ces cas difficiles où l'insanité d'esprit existe déjà, mais où elle ne se révèle à l'observateur que par les phénomènes propres à la phase initiale ou à la période d'évolution de la maladie. Les doutes surgissent encore lorsque la folie n'éclate qu'à des époques périodiques, laissant à l'individu de longs intervalles lucides.

En présence de pareilles difficultés il n'est pas étonnant qu'un antagonisme fâcheux se soit souvent produit entre les magistrats et les médecins, que des décisions regrettables aient été prises et que les tribunaux, dans maintes circonstances, se soient refusés à nous faire le sacrifice de leurs doutes et de leurs hésitations.

Comment remédier à une situation qui compromet aussi bien les intérêts de ceux dont l'intelligence et les sentiments sont plus ou moins troublés par une maladie du système nerveux, que les intérêts non moins sacrés de la famille et de la société?

Je pense qu'il n'existe d'autre moyen que de replacer la médecine légale des aliénés sur sa véritable base scientifique, en employant dans nos expertises les procédés qui nous amènent au diagnostic des maladies.

Étant donné un acte réputé criminel, comment est-il possible de le rattacher à son origine pathologique, lorsque cette origine existe, et de le distinguer ainsi de la passion criminelle qui implique la responsabilité de l'inculpé?

Voilà le problème qu'il s'agit de résoudre et dont la solution comporte un procédé essentiellement scientifique et médical, puisqu'il mène, de toute nécessité, au diagnostic de la maladie dont l'acte incriminé *n'est que le symptôme ou la manifestation extérieure.*

C'est là une vérité qui ressort de l'observation médicale des phénomènes pathologiques.

L'expérience journalière nous apprend en effet que les actes des aliénés ne sont pas les mêmes, selon que le cerveau est affecté dans sa substance propre ou par sympathie.

L'hystérie, l'épilepsie, l'hypochondrie et d'autres névroses ou états névropathiques provoquent des situations mentales particulières, et amènent souvent les individus à la perpétration d'actes pervers et dangereux qui sont en rapport avec la nature de ces maladies, avec leur caractère éminemment périodique, rémittent ou intermittent.

Les actes de suicide, d'homicide, d'incendie, de vol, etc., particuliers aux alcoolisés chroniques, n'ont aucune analogie, quant à leur mode de perpétration, avec les actes du même genre commis par les aliénés au délire prédominant des persécutions, par les hystériques, les épileptiques et par les insensés appartenant à d'autres catégories.

L'hérédité enfin pèse de tout son poids dans la pathogénie des états intellectuels les plus étranges et les plus anormaux.

Elle explique la formation de ces variétés dégénérées dans l'espèce, connues sous les noms d'imbéciles, d'idiots, dont les arrêts de développement se traduisent, dans maintes occasions, par la surdi-mutité, ainsi que par diverses infirmités du corps et déchéances de l'esprit.

L'étude des influences héréditaires de mauvaise nature nous fait connaître encore l'origine de ces tendances dépravées congénitales, de ces actes instinctivement malfaisants commis le plus ordinairement sans but prémédité et sans motifs. Elle nous éclaire sur la nature intime de ces impulsions excentriques, désordonnées, de ces situations mentales étranges où la folie semble parfois parodier le raisonnement d'un esprit sain. Elle nous permet de prévoir le retour de ces périodicités redoutables qui sont également propres aux aliénés de cette variété et aux criminels récidivistes de la plus dangereuse espèce.

Est-ce donc une témérité de soutenir qu'en plaçant la médecine légale des aliénés sur une base essentiellement scientifique, nous offrirons aux magistrats un motif suffisant de croire à la valeur de nos expertises médico-légales, et que nous arriverons à la conquête plus assurée de notre compétence dans les affaires criminelles aussi bien que dans les affaires civiles? Mais pour cela, encore une fois, nous devons nous tenir exclusivement sur le terrain médical.

Que nous importent les définitions plus ou moins vagues de la folie ainsi que les théories sur la responsabilité plus ou moins complète des aliénés, sur le libre arbitre de ces malades et sur les conséquences médico-légales des délires partiels?

Il nous suffit de constater et de prouver que la folie est une maladie, *corporis affectus*, ainsi que l'enseignaient les maîtres de l'antiquité; qu'il n'y a pas qu'une folie, mais diverses variétés de cette affection; que l'aliéné n'est pas un type idéal, unique, abstrait, comme il ressort de beaucoup de définitions modernes, mais qu'il y a diverses variétés ou catégories d'aliénés dont les délires et les actes sont stéréotypés d'après la nature intime de leur maladie. Enfin, notre mission ne sera-t-elle pas accomplie lorsque, étant donné un acte réputé criminel, il nous sera possible, dans l'immense majorité des cas, de remonter à son origine pathologique et de pouvoir affirmer, aux termes de la loi, si l'individu, au moment de la perpétration de son acte, jouissait ou non de toute la lucidité de son intelligence?

Tels sont, si je ne me trompe, les éléments scientifiques de la question dans les expertises médico-légales qui concernent non-seulement les aliénés, mais beaucoup d'autres êtres souffrants, qui ne sauraient être considérés d'une manière absolue comme frappés d'*imbécillité*, de *démence* ou de *fureur*. Seulement il peut arriver qu'à la suite d'infirmités congénitales ou acquises, ces êtres se trouvent placés dans une situation mentale des plus perplexes.

Ajoutons que les médecins n'ont pas à se préoccuper de la question de responsabilité, qui leur est si souvent posée. Ils doivent se borner à démontrer l'état pathologique tant physique que moral de l'individu soumis à leur examen. Ils laisseront aux magistrats le soin de décider, d'après une expertise exclusivement scientifique, quel est le degré de responsabilité des inculpés, quelles sont les mesures à prendre à l'égard de l'aliéné dit criminel, ou de celui qui mérite la tutelle ou l'interdiction. Enfin ils éclaireront, dans maintes occasions, la justice sur la valeur des écrits où tant d'individus, faibles de corps et d'esprit, ont consigné leurs dernières volontés.

En vous signalant, Monsieur, l'esprit dans lequel a été conçu cet ouvrage sur la médecine légale des aliénés, qui soulève tant de questions importantes au point de vue médical aussi bien qu'au point de vue juridique, je n'ignore pas les difficultés qui s'attachent à toute tentative de réforme ainsi qu'à la propagation d'idées qui sont plus ou moins en opposition avec celles généralement admises.

D'ailleurs, en l'absence de tout enseignement officiel sur les maladies mentales, il n'est pas surprenant que beaucoup de personnes s'imaginent qu'un pareil travail n'intéresse que fort indirectement les médecins et les élèves. Notre but, au contraire, est de combattre les préjugés existants et de démontrer que l'étude de l'origine et de la nature des divers troubles intellectuels et des diverses perversités maladives des sentiments fait partie intégrante et indispensable des études générales en médecine.

Nous voulons, d'une autre part, persuader aux magistrats que les actes d'individus raisonnables en apparence sont déjà, dans plus d'un cas, l'indice de la folie. On observe en effet des aliénés qui possèdent le souvenir exact des choses, *qui exquisita rerum memoria pollent.* Il en est d'autres qui discutent et raisonnent comme ceux dont l'esprit est sain, *ut cœteri mente sani homines,* de sorte que le célèbre médecin légiste, P. Zacchias, a pu dire avec justesse que la folie, dans beaucoup de circonstances, se révélait plutôt par les actes que par le délire des paroles : *Apertiùs porrò significatur dementia ex civilibus actibus.*

Ce sont là des vérités incontestables. L'observation journalière des faits, l'étude consciencieuse de l'origine, du développement et de la dépendance réciproque des phénomènes pathologiques dans l'évolution des maladies nerveuses, nous démontrent que, sous ce rapport, nos maîtres dans la science ne se sont pas trompés. Ils nous ont indiqué la voie dans laquelle la médecine légale des aliénés doit s'engager si elle veut rester à la hauteur des grands intérêts individuels et sociaux auxquels elle est mêlée.

Mais, si incontestables que soient ces vérités, elles n'en sont pas moins d'une vulgarisation pleine de difficultés. Personne ne pourra donc s'étonner si, dans la perplexité qui m'assiége, j'ai été engagé à placer cette médecine légale des aliénés sous votre bienveillant et puissant patronage.

Votre haute position dans l'enseignement, votre expérience consommée des choses médico-légales, garantiront l'avenir de mon œuvre en vous faisant apprécier le degré d'utilité qu'elle peut offrir aux médecins et aux élèves, même après les ouvrages remarquables qui, dans ces derniers temps, ont été publiés sur ce sujet.

L'intérêt scientifique n'est toutefois pas le seul motif qui ait provoqué cette dédicace.

A la démarche que je fais aujourd'hui se rattache le souvenir agréable que m'ont laissé nos rapports mutuels au sein d'une commission dont nous faisions partie, et qui avait pour mission d'étudier les voies et moyens les plus propres à combattre les causes d'une des plus hideuses dégénérescences endémiques de notre époque.

Permettez-moi, Monsieur, de traduire aujourd'hui ce bon souvenir de nos relations d'autrefois par l'aveu et l'assurance, dans l'avenir, de mon respectueux et inaltérable dévouement.

MOREL.

Saint-Yon, décembre 1865.

DE LA

MÉDECINE LÉGALE

DES ALIÉNÉS

CONSIDÉRATIONS PRÉLIMINAIRES.

PRINCIPES QUI DOIVENT DOMINER DANS L'ÉTUDE DE LA MÉDECINE LÉGALE DES ALIÉNÉS.

Comme toutes les sciences qui sont en voie d'évolution et de progrès, la médecine légale des aliénés a eu son passé.

Ce passé se rattache, d'une part, aux doctrines médicales de la brillante époque hippocratique et à la jurisprudence si avancée des Romains; de l'autre, il se confond avec l'histoire des épidémies intellectuelles du moyen âge et avec la pénalité excessive appliquée par les juges laïques ou séculiers de cette époque aux aliénés que l'on punissait souvent à l'instar des plus grands criminels.

Dans la première période, l'étude de la médecine mentale ne se sépare pas de celle des autres branches de l'art de guérir; on lui applique les mêmes méthodes d'observation, elle participe aux mêmes progrès. Les phénomènes qui constituent la perturbation des facultés intellectuelles ne sont pas plus *divins* que le reste d'après Hippocrate. Ils sont également la conséquence d'une affection corporelle (*corporis affectus*), et le surnaturalisme paraît à jamais exclu de l'observation des maladies.

C'est de la notion exacte des affections mentales (car l'aliéné n'est pas un être un, un être abstrait; il n'y a pas qu'un aliéné, mais diverses catégories d'aliénés), c'est de cette notion, dis-je, que s'éclaire la jurisprudence des Romains pour statuer sur la capacité civile, sur la tutelle et sur la responsabilité des individus désignés sous les noms d'insensés, de furieux, de déments, d'imbéciles : *insani, furiosi, dementes, fatui, mente capti*. C'est incontestablement le droit romain qui a inspiré les rédacteurs de notre propre Code civil, puisque dans la division qu'ils ont adoptée comme embrassant tous les désordres de l'intelligence, ils se sont également servis des termes *imbécillité, démence, fureur*.

Dans la seconde période, qui constitue le moyen âge, l'amour du surnaturalisme légué par l'Orient à l'Occident envahit de nouveau les esprits. L'interprétation des phénomènes de la folie par l'intervention de puissances démoniaques ennemies de Dieu, hostiles et malfaisantes à l'homme, annihile l'observation médicale, et, bien loin de faire considérer l'aliéné comme un être favorisé de Dieu, ainsi que la croyance en existait chez les Orientaux, elle égare les intelligences dans les voies les plus sombres et fait surgir une pénalité impitoyable.

Il était impossible de passer sous silence une époque si fertile en préjugés et en erreurs qui ont faussé les notions du droit et compromis d'une manière si fatale les intérêts des aliénés devant la justice.

D'un autre côté, pour renouer la chaîne des temps, il fallait de toute nécessité indiquer comment, grâce à Pinel et à Esquirol, le retour aux saines doctrines de l'antiquité a de nouveau replacé l'étude de l'aliénation mentale sur sa véritable base scientifique, et introduit dans notre jurisprudence ces dispositions pleines de sagesse qui ont restitué aux aliénés leurs droits d'hommes et de citoyens. La réforme que je signale est de date très-récente et la médecine légale des aliénés est redevenue une science pour ainsi dire nouvelle, malgré la place importante qu'elle avait conquise dans le droit juridique des anciens.

L'étude de l'état passé et de l'état présent des aliénés dans ses rapports directs avec les progrès de la science médicale et de la jurisprudence des nations, dans ses rapports indirects avec les mœurs, les habitudes, les préjugés, les croyances religieuses des différents peuples, cette étude, dis-je, pouvait suffire à défrayer un ouvrage plein d'intérêt sur cette matière. Mais il est dans la nature de l'esprit humain de chercher de nouveaux points de vue au delà de l'horizon de ses connaissances actuelles. La réforme opérée par Pinel et Esquirol est immense, sans doute ; mais il n'en est pas moins vrai de dire que nous sommes dans une époque de transition, relativement aux études péciales sur la folie et sur ses conséquences juridiques. Aussi nos regards se portent-ils irrésistiblement vers les progrès que nous réserve la science dans l'avenir.

C'est là ce qui m'a déterminé à étudier l'histoire de la jurisprudence des aliénés d'une manière plus large qu'on ne l'a fait jusqu'à présent. J'ai tenté d'abord de rattacher cette étude à l'histoire des épidémies intellectuelles ainsi qu'à celle du droit naturel et de la pénalité chez les différents peuples. En deuxième lieu, par l'adoption d'une classification nouvelle des maladies mentales, j'ai voulu élargir le champ de l'observation et donner aux expertises médico-légales un *criterium* plus certain, en déterminant quelle pouvait être la variété des maladies mentales à laquelle se rattachait tel ou tel acte incriminé en justice.

Il est incontestable que si beaucoup de progrès ont été accomplis, tant au point de vue de la physiologie et de la pathologie du système nerveux qu'au point de vue de la connaissance plus exacte que nous avons des influences réciproques du physique et du moral chez l'homme, c'est une raison d'étudier d'une manière plus approfondie les mobiles des actes humains.

On est généralement trop persuadé que la situation des aliénés devant la justice se juge facilement par la nature des aberrations de leur esprit, et par la simple constatation de l'impéritie qui préside à tous leurs actes. Cela pourrait être vrai, si devant la justice on n'avait affaire qu'aux personnages de nos asiles, c'est-à-dire à la *folie confirmée*. Mais il faut bien savoir que les actes incriminés en justice sont surtout commis dans la période d'incubation de la maladie, et alors que l'intelligence ne paraît pas encore désorganisée. De là naissent souvent des positions très-délicates et très-complexes. On se trouve parfois dans les mêmes embarras, lorsqu'il s'agit d'apprécier certains actes excentriques, désordonnés, certaines déterminations subites, imprévues, involontaires, qui naissent dans le cours de divers états de souffrance du système nerveux et dont on ne saurait faire supporter la responsabilité à des individus qu'il est difficile de considérer comme des aliénés proprement dits.

D'un autre côté, si un grand nombre de phénomènes anormaux, produit incontestable d'une maladie bien caractérisée du système nerveux, ont lieu dans la sphère des facultés intellectuelles et affectives, il en est aussi qui sont le résultat d'une passion, laquelle n'enlève pas à l'individu la libre détermination de ses actes. Parmi ces phénomènes de l'ordre passionnel, les uns sont éphémères, transitoires, les autres plus permanents. Ce serait faire une étrange confusion que de regarder ces manifestations, si anormales qu'elles soient, comme étant toutes indistinctement la conséquence d'un état de folie déterminant l'irresponsabilité des actes. Les avocats chargés de la défense d'un accusé ont généralement une tendance trop grande à imputer à la folie les actes d'une nature insolite, étrange, et qui ne sont pas dans les habitudes ordinaires des criminels. Le médecin expert n'a pas besoin de chercher des arguments qui doivent faire incliner la pitié des juges dans un sens ou dans un autre. Ce n'est pas un avocat chargé d'exciter la commisération; ce n'est pas un juge qui pèse dans son esprit si l'acte incriminé est plus ou moins contraire aux intérêts de la morale et de la société, et si conséquemment il ne serait pas utile de donner un exemple plus ou moins terrible de répression. Le médecin expert n'a à répondre qu'à une seule question : L'inculpé était-il ou n'était-il pas aliéné au moment de la perpétration de l'acte dont on lui demande compte en justice? Mais encore faut-il qu'il expose les motifs de sa conviction. Et comment remplira-t-il sa mission, s'il n'a pas une idée exacte de l'origine et de la nature des maladies nerveuses ainsi que des influences qu'elles exercent sur les libres déterminations de la volonté? Saura-t-il apprécier les mobiles des actes humains, s'il n'a pas fait une étude approfondie des passions et de toutes les influences du monde intellectuel, physique ou moral qui peuvent troubler, d'une manière momentanée ou permanente, l'harmonie de nos facultés?

Cette dernière réflexion laisse entrevoir la double part qui est faite dans ces études à la médecine proprement dite et à la psychologie. Toutefois, en faisant une part trop large à cette dernière science, on s'éloignerait bien vite des enseignements que nous fournit l'observation des maladies, enseignements indispensables au médecin juriste dont la mission est de rechercher si les actes incriminés en justice sont le résultat d'un état de souffrance corporelle qui enlève à l'inculpé sa responsabilité, ou s'ils sont la conséquence d'une perversité morale ou d'une passion dont il doit supporter les conséquences. Dans les cas de ce genre, le rôle du médecin doit primer le rôle du psychologue, car, hâtons-nous de le dire d'avance, la folie n'est ni une erreur, ni une passion de l'âme, c'est une maladie. Aussi la question de savoir si un individu est ou n'est pas aliéné implique-t-elle les opérations d'un véritable diagnostic médical.

Il est vrai que Pinel a dit : « Comment le médecin pourra-t-il tracer toutes les altérations et les perversions des fonctions de l'entendement, s'il n'a profondément médité les écrits de Locke et de Condillac, et s'il ne s'est rendu familière leur doctrine? » Mais ce grand observateur a soin d'ajouter un correctif qui tempère ce que cette proposition a de trop exagéré. « Ce serait, dit-il, faire un mauvais choix que de prendre l'aliénation pour un objet particulier de ses recherches, en se livrant à des discussions vagues sur le siége de l'entendement et la nature de ses lésions diverses; car rien n'est plus obscur et plus impénétrable. Mais si, en se renfermant dans de sages limites, on s'en tient à l'étude de ses caractères distinctifs manifestés par des signes extérieurs, et qu'on n'adopte pour principes de traitement que les résultats d'une expérience éclairée, on rentre alors dans la marche que l'on suit en général dans toutes les parties de l'histoire naturelle, et en procédant avec réserve dans les cas douteux, on n'a plus à craindre de s'égarer. »

Dans un autre passage, il dit : « Les mots d'aliénation, de manie, de mélancolie, de démence, pourraient être entendus dans le même sens que ceux de folie, de délire, d'extravagance, d'égarement de la raison, dont on use dans le commerce de la vie civile. Pour éviter toute équivoque, j'ai cru devoir déterminer les caractères physiques et moraux qui servent à distinguer les premiers, regardés comme maladies, avant de passer à des considérations ultérieures. Comment d'ailleurs s'entendre si, à l'exemple des naturalistes, on ne désigne pas chaque objet par des signes manifestes aux sens et propres à le distinguer de tout autre (1)? »

Ces réflexions de Pinel n'accusent pas seulement un sens profond d'observation médicale, mais elles dénotent à propos de la manière de comprendre les termes de manie et de mélancolie, une tendance réformatrice qu'il est temps enfin que la génération actuelle mette à profit.

Ces termes *manie, mélancolie*, qui dans la nomenclature des anciens signifiaient déjà des états d'excitation et de dépression, ou, si l'on préfère, des symptômes propres à telle ou telle phase de la folie, ces termes, dis-je, ont été détournés ultérieurement de leur véritable acception nosologique. On en a fait, pour ainsi dire, plus que des entités pathologiques distinctes; on les a élevés à la hauteur de genres et d'espèces immuables.

L'inconvénient d'une pareille classification n'a pas tardé à se faire

___

(1) PINEL, *Traité médico-philosophique sur l'aliénation mentale* (préface et introduction).

sentir à mesure que, grâce à l'observation plus complète des aliénés, on est entré plus profondément aussi dans la connaissance des phénomènes si variés qui constituent les divers troubles de l'intelligence et des sentiments, compris sous le nom générique de *folie*.

On a observé tel aliéné qui, selon les phases de sa maladie, était tantôt excité (*maniaque*), tantôt déprimé (*mélancolique*). Dans d'autres circonstances il ne délirait que sur un point exclusif (*in uno defixus*); parfois au contraire il divaguait sur l'universalité des choses de la vie. De là les termes de *monomanie*, *polymanie*.

Cependant, à chaque instant, les mots manie, mélancolie, avaient besoin d'être détournés de leur acception primitive pour se plier à des situations essentiellement différentes. On voit, en effet, des maniaques gais, expansifs et, en somme, assez inoffensifs; il en est d'autres irascibles, incoercibles et dont les actes agressifs, destructeurs, défient toute prévision. Tel maniaque n'a que des accès de courte durée; chez tel autre l'agitation se prolonge des temps infinis. Il en est qui ne conservent pas la mémoire des actes qu'ils ont commis dans les phases aiguës de leur maladie; il en est d'autres qui en ont le souvenir complet.

Les mêmes variations, les mêmes anomalies se présentent dans l'état dit mélancolique. Il est des aliénés de cette catégorie qui discutent, qui raisonnent et dont la pensée semble douée d'une certaine activité; il en est d'autres qui sont plongés dans une morne stupeur et dont toutes les facultés paraissent comme engourdies et éteintes. Enfin, et ceci est plus grave au point de vue de la médecine légale et de la responsabilité des actes humains, il est des maniaques que nos maîtres dans la science nous ont signalés comme ne délirant que dans la sphère de leurs facultés intellectuelles, et d'autres dans celle de leurs facultés affectives, le raisonnement restant intact.

Les auteurs ont cru répondre à ces difficultés en ajoutant au terme manie des désignations en rapport avec la prédominance de tel état affectif ou intellectuel anormal. Nous avons eu la *monomanie* d'Esquirol, la *manie raisonnante* et la *manie instinctive* de Pinel, la *folie morale* (*moral insanity*) de Prichard. Dans ces derniers temps, les termes de *folie lucide*, de *pseudo-monomanie*, ont également été appliqués par MM. Trélat et Delasiauve à certains maniaques et mélancoliques qui ne pouvaient pas rentrer dans la classification ordinaire.

Il résulte de là que toutes ces désignations répondent à des entités pathologiques tellement abstraites qu'il est impossible d'en définir les véritables caractères, et que le médecin légiste est bien embarrassé de savoir à quelle lésion des organes, à quel trouble fonctionnel de l'organisme, il doit rapporter tel ou tel acte incriminé en justice. Il ne suffit pas, en effet, qu'il dise qu'un inculpé est atteint de *monomanie homicide* ou *incendiaire*, de *manie raisonnante*, de *folie morale*, que c'est un *fou lucide*, ou un *pseudo-monomane*, etc. Il faut de toute nécessité que l'expert établisse la filiation pathologique nécessaire, fatale, qui existe entre l'acte commis par l'inculpé et l'état mental de ce dernier. Il ne lui reste pas d'autre moyen pour prouver juridiquement que tel acte anormal est la conséquence d'une perturbation des facultés, autrement dit, d'une maladie qui rend l'inculpé irresponsable, et que cet acte n'est pas le résultat d'une passion criminelle. Ce n'est que grâce à cette méthode qu'il peut remonter à la véritable origine des faits incriminés en justice et amener les tribunaux à lui faire le sacrifice de leurs doutes et de leurs hésitations.

Pinel a dit encore : « Comment d'ailleurs s'entendre si, à l'exemple des naturalistes, on ne désigne pas chaque objet par des signes manifestes aux sens et propres à les distinguer de tout autre ? » Mais les naturalistes feraient preuve d'une méthode de classification bien peu philosophique s'ils se contentaient de distinguer les plantes par la couleur plus ou moins brillante de leurs fleurs, ou par le plus ou moins de douceur et d'âpreté de leurs fruits. Ils adoptent, comme on le sait, des caractères fixes, irrécusables, qui sont dans la nature même des choses et qui ne doivent pas être soumis à des variations ou à des interprétations capricieuses.

Il s'agit également pour nous d'apporter dans l'étude des diverses maladies mentales une méthode plus sûre et plus féconde en résultats, qui nous permette de fixer d'une manière irrécusable les caractères de l'ordre physique, intellectuel et moral, à l'aide desquels on reconnaît les aliénés appartenant à telle ou telle catégorie ou variété dans l'espèce. Le progrès sera assuré, du jour où la *manie*, la *mélancolie*, la *monomanie* même, en d'autres termes *l'excitation*, la *dépression*, le *délire restreint à un objet ou à un petit nombre d'objets*, ne seront plus considérés que comme des symptômes propres à telle ou telle phase d'une maladie mentale déterminée, et non comme de véritables entités morbides.

Ce ne sont pas là, qu'on veuille bien le croire, de vaines disputes de mots, ou, si l'on préfère, de simples vues théoriques sans conséquence sur la méthode qui doit être employée pour élargir et féconder les voies de la science. La médecine légale des aliénés serait impossible si les médecins ne pouvaient disposer d'une méthode qui leur permît de rapporter les actes incriminés en justice à leur véritable origine pathologique, et de les distinguer de la perversité morale ou de l'état passionnel.

Établir ce rapport entre les actes incriminés et leur origine pathologique, selon les cas qui se présentent, tel est le but essentiel de cet ouvrage, tel en est le côté véritablement neuf et original et sur lequel je crois devoir tout d'abord appeler l'attention.

Nous n'aurons pas à nous préoccuper de savoir si un individu inculpé en justice est un *maniaque*, un *mélancolique*, un *monomane*, un fou plus ou moins lucide, si sa responsabilité est partielle ou absolue, ce qui est une théorie aussi fausse et aussi dangereuse que celle de la *monomanie*. Mais il nous suffira de constater, à titre de médecins experts, ce que l'expérience et l'observation nous apprennent sur la valeur de certains actes, et la manière fatale de juger, d'agir et de raisonner des individus, selon la nature de la maladie dont ils sont affectés. En réalité, les tribunaux, se conformant à l'esprit de la jurisprudence qui règle la matière, ne demandent notre avis que sur un point : L'inculpé jouissait-il de la plénitude de sa liberté morale au moment de la perpétration de l'acte incriminé ?

Le texte de la loi est formel et ne souffre pas deux interprétations diverses : Il n'y a ni crime ni délit lorsque le prévenu était en état de démence au moment de l'action, ou qu'il y a été contraint par une force à laquelle il n'a pu résister. (*Code pénal*, art. 64.)

La jurisprudence civile n'est pas moins explicite, sous ce rapport, que la jurisprudence criminelle. Pour faire une donation ou un testament entre vifs, il faut être sain d'esprit. (*Code Nap.*, art. 901.)

Essayons en conséquence de concilier l'esprit de la loi avec les progrès de la science qui s'efforce de classer les différents troubles de l'intelligence et des sentiments d'après une méthode plus naturelle et plus favorable aux intérêts des aliénés. Pénétrons-nous d'avance de l'idée que c'est une maladie du système nerveux qui trouble d'une manière temporaire ou permanente les facultés intellectuelles de ces malheureux, et les rend, en tout état de cause, incapables d'accomplir avec une suffisante lucidité tel ou tel acte de la vie civile. Cet essai n'est pas destiné d'ailleurs à favoriser l'intérêt exclusif de quelques individualités maladives. Il s'appuie sur un intérêt plus général ; car, ainsi que le dit Esquirol, chacun de nous peut-il se flatter qu'il n'attirera pas sur lui la vindicte des lois? quel est celui qui peut se promettre qu'il ne sera pas frappé d'une maladie qui marque ses victimes dans tous les âges de la vie, dans tous les rangs de la société ?

Des aberrations mentales selon que le cerveau est affecté dans sa nature propre ou par sympathie.

Sans essayer de pénétrer le mystère des rapports qui existent entre les souffrances de l'organisme et l'exercice normal de la pensée, nous pouvons constater ce que nous apprend l'observation des maladies.

Nous savons pertinemment que les affections cérébrales idiopathiques (intéressant la substance propre du cerveau) produisent des manifestations délirantes qui diffèrent, tant au moral qu'au physique, de ce que l'on observe dans les cas où le cerveau est affecté par sympathie, *per consensus*, comme disaient les anciens. Dans le premier cas, le cerveau est un *organe sympathisant*; dans le second, il est un *organe sympathisé*.

Lorsque le cerveau est affecté dans sa substance propre (ainsi que cela a lieu dans l'état de ramollissement), les jours des malades sont comptés; ils dépendent des progrès de la paralysie qui est un des caractères les plus inséparables des affections cérébrales idiopathiques. Dans ces derniers cas, rien ne peut empêcher l'abaissement progressif des facultés, quel qu'ait été d'ailleurs le niveau intellectuel des patients avant l'invasion de la maladie.

Au contraire, lorsque l'organe central de la pensée est affecté par sympathie, la vie n'est pas fatalement en danger par le fait unique de l'état délirant, et si la personnalité antérieure des aliénés est plus ou moins compromise, elle ne disparaît jamais complétement.

Dans l'une et l'autre de ces situations pathologiques le délire peut se présenter sous une forme aiguë ou sous une forme chronique.

On ne confondra pas le délire aigu avec le délire chronique; car, si toute folie, ainsi que le disaient les anciens, est un délire, tout délire n'est pas une folie.

Le caractère le plus constant de la folie, prise dans la plus large acception de ce mot, est de se montrer sous une forme apyrétique et chronique. La folie est un délire sans fièvre, a dit Arétée (*delirium absque febre*).

Les troubles de l'intelligence et des sentiments qui sont la conséquence des états pathologiques du cerveau, selon qu'il est organe sympathisant ou organe sympathisé, peuvent être désignés sous les noms de *folies* ou *états délirants idiopathiques*, de *folies* ou *états délirants sympathiques*.

Tout le monde admet que les causes qui produisent les maladies du cerveau sont de deux sortes, physiques et morales. L'étude de ces causes, selon qu'elles agissent directement ou indirectement sur le cerveau, d'une manière primaire ou secondaire, pour nous servir des termes de l'école, constitue la science de l'étiologie et de la pathogénie des maladies mentales.

Ce qui est moins universellement accepté peut-être, et qui intéresse cependant à un haut degré la médecine légale des aliénés, c'est la subordination où se trouve l'intelligence vis-à-vis de la nature ou de la spécificité de la cause. Néanmoins on ne saurait nier, en règle générale, l'étroite solidarité qui existe entre la nature de la cause et la nature du trouble mental qui en est la conséquence.

Quoiqu'il soit souvent assez difficile d'établir à priori ce rapport, on ne saurait en conclure que la nature du délire, rapprochée de la nature de la cause, soit chose indifférente en matière de médecine légale des aliénés. Nous y attachons, pour notre part, une importance extrême. Les termes de *folie puerpérale*, de *folie paralytique*, de *folie alcoolique*, de *folie religieuse*, de *folie par amour*, *par jalousie*, qui se sont impatronisés dans la science sans idée classificatrice préconçue, indiquent suffisamment par eux-mêmes le rôle important que jouent les causes de l'ordre physique et de l'ordre moral dans la pathogénie des délires.

En présence de ces faits qui trouveront leur confirmation dans le cours de cet ouvrage, on peut affirmer que les idées délirantes des malades diffèrent, que la nature de leurs actes varie selon que la perturbation qui se montre dans la sphère des facultés intellectuelles et affectives est due primitivement à un état apoplectique, congestif, à un ramollissement, ou bien à une maladie des voies digestives ou du système circulatoire, à une passion mal comprimée ou à toute autre cause de l'ordre moral ou de l'ordre physique.

Toutefois il faut savoir d'avance que les affections du système nerveux sont sujettes à des transformations diverses qui comportent à leur tour des manifestations délirantes d'une nature nouvelle, et qui n'ont plus qu'un rapport éloigné avec la cause primitive. C'est là ce que nous aurons occasion de démontrer dans nos diverses expertises médico-légales (1).

____

(1) Ainsi, comme exemple de transformation, il peut arriver qu'un aliéné commette des actes excentriques, désordonnés, dangereux même, qui aient l'amour ou la religion pour but de satisfaction, et que cependant aucune passion de ce genre n'ait présidé à l'évolution primitive de la maladie. Les hypochondriaques, les délirants par persécution, sont sujets à des transformations maladives de ce genre.

Des névroses épileptique, hystérique, hypochondriaque, comme formant la base de délires spéciaux.

L'étude des maladies du système nerveux nous apprend qu'il existe des névroses qui, sans troubler toujours d'une manière essentielle l'exercice des facultés intellectuelles et affectives, amènent cependant, à la longue, des effets pathologiques d'un ordre déterminé; que ces effets, devenant causes, produisent à leur tour de nouvelles modifications dans le dynamisme nerveux; enfin, qu'une foule de circonstances de l'ordre physique et de l'ordre moral aidant, il arrive que de l'ensemble de ces phénomènes pathologiques qui se commandent, se succèdent et s'engendrent réciproquement, naissent des actes délirants plus ou moins irréfléchis, plus ou moins automatiques et impulsifs, qui sont de nature à faire traduire leurs auteurs devant les tribunaux, à faire infirmer ou annuler leurs actes civils ou leurs dispositions testamentaires, à nécessiter parfois l'interdiction, la tutelle et souvent même la séquestration.

Les termes de folies *épileptique*, *hystérique*, *hypochondriaque*, nous ont paru convenir pour désigner ces états pathologiques anormaux.

Les actes propres aux individus des classes ou variétés ci-dessus désignées ont des caractères qui révèlent leur origine maladive. Quelles qu'aient été l'éducation et l'instruction de ces aliénés avant l'invasion de leur maladie, quelle qu'ait été la position sociale qu'ils ont occupée, ils se reconnaissent tous à la communauté des idées qui font la base de leur délire, ainsi qu'à la similitude des actes insensés, dangereux ou pervers, qu'ils commettent sous l'influence du mal qui les obsède.

Que l'on suive ces sortes d'aliénés depuis la période initiale de leur maladie jusqu'à sa terminaison par la guérison ou par la mort, et l'on pourra constater la vérité du fait déjà indiqué dans ces considérations préliminaires, à savoir, que la folie n'est qu'un terme générique propre à désigner diverses variétés d'aberrations mentales, de perversions maladives des sentiments, dont les unes, selon les espèces de folie, ont un caractère fixe et permanent, les autres un caractère transitoire et intermittent, avec retour invariable, périodique, des mêmes idées délirantes, des mêmes actes insensés ou dangereux. C'est là ce qui m'a fait dire que les individus appartenant à ces diverses variétés sont tellement unis par le lien de la parenté maladive qu'on les reconnaît, à des signes certains, comme membres de la même famille pathologique.

L'aliéné épileptique se reconnaît à l'irritabilité excessive de son caractère, à la nature des actes dangereux qu'il commet sans par fois en garder le moindre souvenir (homicides, suicides, incendies).

Les transformations de la névrose hystérique se traduisent sous forme de troubles intellectuels compliqués d'extases, d'idiotisme, de perversité des sentiments, de sensations maladives de nature caractéristique.

L'hypochondrie amène des perversions et des transformations délirantes non moins étranges. Les aliénés les plus excessifs, en fait de persécutions imaginaires, les malades qui extravaguent sur des sujets restreints, qui se croient appelés à des destinées extraordinaires, appartiennent, en grande partie, à la catégorie dite folie hypochondriaque.

La simple constatation de ces faits laisse entrevoir que les éléments d'investigation, relativement à l'appréciation des actes entachés de folie, ne manquent pas à la médecine légale des aliénés, et qu'il n'est pas impossible à cette science de se reposer dans la certitude, ainsi que le voudrait un magistrat éminent (1).

Transformation des névroses. Epilepsie larvée. Maladies du système nerveux ganglionnaire. Conséquences pathologiques.

Il ne peut venir à la pensée d'aucun médecin de limiter dans une classification, si rationnelle et si méthodique qu'elle puisse paraître, les idées et les actes qui, s'écartant des règles ordinaires de la sagesse et de la raison, peuvent être rapportés tantôt à une passion criminelle, tantôt à un élément maladif qui trouble le jeu et l'harmonie des fonctions intellectuelles et affectives. Cette sage réserve doit être imposée à tout observateur impartial par l'état d'une science qui progresse, il est vrai, mais qui est loin d'être parvenue à élucider tous les problèmes se rapportant à la pathologie et à la physiologie du système nerveux. D'ailleurs les troubles et les désordres auxquels sont sujettes les fonctions nerveuses dépendent de beaucoup d'éléments divers et demandent à être appréciés à leur juste valeur, si l'on ne veut pas établir une confusion entre les actes dont les individus sont responsables et ceux qui sont le produit d'une maladie qui subjugue l'intelligence, amoindrit ou annihile complétement la volonté.

(1) M. SACASSE, auteur de *La folie considérée dans ses rapports avec la capacité civile.*

Constatons d'abord que les névroses ci-dessus désignées (*épilepsie, hystérie, hypochondrie*) ne sont pas les seules que les progrès de la physiologie et de la pathologie du système nerveux ont signalées dans ces derniers temps à l'attention des pathologistes. Ce ne sont pas les seules non plus qui exercent une influence funeste sur les libres déterminations de la volonté. Voyons donc ce que l'observation et l'expérience nous apprennent à ce sujet. Examinons quelle est la lumière que projette la pathologie du système nerveux sur l'origine de certaines idées délirantes qui humilient la raison humaine, sur les manifestations subites, spontanées et même invraisemblables parfois, de certains actes impulsifs qui effrayent les consciences et attirent sur des êtres irresponsables toute la vindicte des lois.

Transformation des névroses. — En vertu de la loi d'enchaînement, de succession et de dépendance réciproque des phénomènes morbides du système nerveux, ci-dessus exposée, il se produit dans le mode d'activité cérébrale qui préside à l'harmonie des fonctions intellectuelles d'autres anomalies, d'autres désordres, d'autres perversions, que ceux que nous avons déjà signalés. Ces phénomènes sont dus à des états de souffrance dont il est réservé à l'avenir de la science de nous révéler le mode d'action primitif et de transformation ultérieure. Aujourd'hui contentons-nous de constater les faits tels qu'ils se présentent à notre observation.

Nous avons vu dans maintes occasions des malades souffrir cruellement de diverses névralgies, sans éprouver cependant aucuns troubles caractéristiques dans l'exercice ordinaire des fonctions intellectuelles et affectives. Mais il est arrivé aussi, dans plus d'une circonstance, que l'élément douloureux de la situation venant à disparaître, ces mêmes névralgies ont changé de caractère. Elles ont été remplacées par une névrose d'un ordre supérieur. En d'autres termes, il y a eu transformation.

Ce phénomène se révèle alors par des modifications nouvelles dans la sensibilité générale et par des manifestations délirantes particulières aux maladies en général et aux troubles du système nerveux en particulier : état de souffrance universelle sans qu'il soit possible de localiser l'élément douloureux dans un organe ou appareil organique plutôt que dans un autre; excitation, irritabilité et agacement tels de tout le système nerveux, que les moindres fonctions intellectuelles s'exécutent difficilement; exaltation très-grande des facultés, alternant avec l'état de dépression, d'anéantissement; conservation apparente de l'intelligence avec propension à des actes insolites, irréfléchis, à des sentiments étranges que la raison des malades réprouve et que leur volonté n'est plus maîtresse de dominer. Parmi ces actes, nous avons vu figurer le suicide, l'homicide, et, dans tous les cas, des tendances à des actes empreints de violence, d'irritabilité, et affectant les types périodique, rémittent, intermittent, ainsi que cela se voit dans certaines affections du système nerveux, avec prédominance de l'élément fébrile. Voilà un état névropathique que je voudrais appeler *folie nerveuse*, si cette désignation n'était pas un pléonasme, toutes les folies étant des affections du système nerveux.

Épilepsie larvée. — Certaines névroses, telles que l'épilepsie, et nous pouvons y joindre l'hystérie, se manifestent en général par des caractères extérieurs qui font que les plus ignorants peuvent distinguer la nature de la maladie. Les crises convulsives de l'épilepsie, par exemple, les secousses violentes de tout le corps avec roideur tétanique des membres, contraction des muscles de la face, salive écumeuse, offrent, des caractères dont la signification n'échappe à personne, et que d'adroits simulateurs ont cherché en vain à imiter dans un intérêt criminel. Encore une fois, le vulgaire se trompe bien difficilement sur le diagnostic du *mal sacré* des anciens, du *haut mal*, du *mal caduc* des modernes. Il apprécie à sa juste valeur la gravité de l'*ictus* épileptique qui éclate avec l'instantanéité de la foudre.

Mais il est d'autres manifestations de l'épilepsie dont les médecins seuls peuvent reconnaître la nature, et c'est un devoir pour eux d'en signaler les conséquences juridiques, alors même que les tribunaux ne seraient pas de leur avis. Ce sont celles où le mal ne se révèle en aucune façon par ses symptômes extérieurs, et où il reste caché, comme à l'état latent, dans les profondeurs de l'organisme.

J'ai donné le nom d'*épilepsie larvée* à cette situation particulière de souffrance du système nerveux, qui fait que pendant des temps plus ou moins longs, parfois même pendant des années, des individus se sont signalés par toutes les perversions de l'intelligence et des sentiments propres aux aliénés par épilepsie, sans que leur mal se révélât au dehors par les crises, les convulsions et par les autres phénomènes symptomatiques du mal caduc.

Tout ce qu'il était permis à l'observateur de constater, c'étaient des manifestations périodiques d'un mal étrange qui, dans la sphère des idées et des sentiments surtout, ne se traduisaient que par les perversions morales et les impulsions dangereuses particulières à l'épilepsie: irritabilité excessive, actes inouïs de violence et d'emportement, tendances au suicide, à l'homicide, au vol, à l'incendie; retour périodique et constant des mêmes phénomènes maladifs, avec conservation plus ou moins parfaite de la raison pendant les intervalles ; enfin, comme caractère fondamental de la maladie, oubli absolu des faits accomplis, la crise une fois passée, et abaissement progressif de l'intelligence.

L'expérience a justifié dans plus d'une occasion cette manière d'interpréter la nature de ces faits anormaux ; car, au moment où l'on s'y attendait le moins, on a vu ces individus dont la conduite et les actes paraissaient incompréhensibles, vu la lucidité dont ils faisaient preuve dans les intervalles de leurs accès, présenter les véritables caractères extérieurs de l'épilepsie avec convulsions, écume à la bouche, secousses générales de tout le corps, perte de la connaissance, etc., etc.

Il m'a été donné, à titre de médecin expert, de plaider dans plus d'une occasion devant les tribunaux les circonstances pathologiques qui devaient faire excuser ces sortes-d'épileptiques, sans pouvoir décider les juges à faire à la science le sacrifice de leurs doutes et de leurs hésitations. Cela n'a rien qui doive nous étonner puisque les épileptiques, dont l'affection est de notoriété publique, ne trouvent pas toujours l'excuse de leurs actes dans le mal dont ils sont atteints. A plus forte raison doit-il en être ainsi de ceux dont la névrose est larvée, ou dont les crises nocturnes méconnues ne laissent pas toujours soupçonner les rapports intimes qui existent entre certains actes anormaux, dangereux, et la maladie qui imprime son cachet fatal d'irrésistibilité à ces mêmes actes.

Système nerveux ganglionnaire. — Plus on étudie les maladies du système nerveux et leurs conséquences sur les libres déterminations de la volonté, et mieux on apprécie les caractères différentiels des actes humains, selon qu'ils sont le produit de la passion ou d'un état de souffrance de l'organisme ; mais les difficultés juridiques n'en sont pas moins grandes, ainsi que nous aurons de nombreuses occasions de le démontrer.

Nous avons vu que les maladies nerveuses peuvent se transformer de telle sorte qu'un phénomène nerveux, presque insignifiant au début, devient souvent le point de départ d'un enchaînement successif d'autres phénomènes qui se résument finalement dans un acte d'une haute gravité juridique (*névroses transformées*).

Nous avons vu pareillement des actes d'une importance non moins grande, au point de vue de la responsabilité de ceux qui les ont commis, préexister, pour ainsi dire, aux symptômes extérieurs de la maladie dont les individus étaient réellement atteints (*névroses larvées*).

Que dire maintenant des maladies du système nerveux ganglionnaire qui nous paraissent être le point de départ d'actes irréfléchis et d'impulsions insolites qui ont confondu la science des plus grands psychologues (1) et les ont disposés à s'en rapporter à l'arbitrage et à l'expérience des médecins, seuls juges compétents pour expliquer de pareils phénomènes et apprécier le degré de responsabilité applicable dans des circonstances de ce genre? Voyons donc à aborder sans hésitation l'origine probable des faits les plus obscurs que puisse présenter la médecine légale des aliénés.

Les médecins qui s'occupent d'une manière spéciale de la pathologie du système nerveux ont soigné des personnes souffrantes (pour ne pas dire des aliénés) dont les idées déraisonnables et les impulsions maladives étaient, en apparence au moins, limitées à un petit nombre d'objets. On hésiterait presque à raconter des faits aussi humiliants pour la raison humaine, s'il ne pouvait en découler de graves conséquences au point de vue de la responsabilité des actes.

Des malades ont été observés qui, malgré l'intelligence dont ils faisaient preuve dans des fonctions importantes, se livraient périodiquement, et comme poussés par la fatalité, à des actes ridicules, excentriques, désordonnés, et qui, d'un autre côté, souffraient cruellement d'être soumis à des tendances malfaisantes auxquelles ils craignaient de succomber. J'en ai vu qui, sous l'influence d'une première impression qu'ils n'avaient pu surmonter, n'osaient plus toucher des pièces de monnaie, ouvrir ou fermer une porte, prendre à la main tel ou tel objet à leur usage. J'en ai connu d'autres qui, croyant avoir subi la morsure ou le simple contact d'un chien prétendu enragé, n'avaient plus ni trêve ni repos, craignaient de devenir enragés à leur tour, et s'attachaient avec opiniâtreté à l'idée de suicide. C'est en vain que ces sortes de névropathes font appel à toutes les forces de leur raison et de leur volonté, ils finissent pas rester comme anéantis devant de l'exécution des choses les plus faciles. Ils se plaignent qu'on ne les comprend pas, que l'on ne sait pas ce qu'ils souffrent; finalement ils s'avouent vaincus par des sensations étranges, douloureuses, indéfinissables, qui partant, d'après leurs propres aveux, du centre épigastrique et jusque du fond des entrailles, finissent par *obscurcir leur cerveau et briser leur volonté* (2).

Mais ce n'est pas encore là le comble des misères et des défaillances de

(1) MAINE DE BIRAN entre autres.

(2) Je me sers des propres expressions de ces sortes de maladies. Les observations détaillées que l'on trouvera consignées dans cet ouvrage ne pourront laisser aucun doute sur l'existence de pareilles aberrations d'esprit.

l'esprit humain. Croirait-on, si l'on n'avait constaté la réalité des faits, que le suicide a souvent été la conséquence de l'état morbide que nous signalons, et que plus d'un acte homicide, incompréhensible quant au but que cherche généralement à atteindre tout meurtrier, n'a pas eu d'autre origine? Toutefois, comme l'appréciation juridique des médecins dans les cas de ce genre pourrait être mise en suspicion par les tribunaux, il n'est pas inutile de s'appuyer sur d'autres autorités.

Maine de Biran, qui a fait une étude approfondie des influences réciproques du physique et du moral, pour expliquer l'origine et la persistance des habitudes, se demande ce qui, en dehors de ces influences réciproques, pourrait déterminer ces modes si variables que nous éprouvons dans le sentiment de notre existence, dans l'action et l'allure de toutes nos facultés, à différentes époques, différentes saisons de l'année, souvent à chaque heure du jour. D'où vient que nos habitudes intellectuelles, formées avec tant de peine et de lenteur, deviennent tout à coup sans effet? Que signifient *ces penchants, ces idées opiniâtres qui, s'emparant au contraire subitement de notre imagination, persistent malgré la volonté et occupent la place des plus anciennes habitudes?* Pourquoi une certaine inertie dans l'organe de la pensée, une disposition à suivre opiniâtrément un certain nombre d'idées, coïncident-elles toujours avec les dispositions d'autres organes pour retenir et fixer en eux les impressions qui leur viennent de causes accidentelles ou qui sont inhérentes à leur vitalité (1)?

En essayant de rapporter à leur véritable origine pathologique certains actes délirants qui se manifestent d'une manière spontanée, subite, imprévue, nous n'avons pas la prétention de faire ici l'histoire étiologique de tous les phénomènes anormaux désignés sous le nom d'*impulsions morbides.* Ces actes impulsifs qui jouent un rôle si considérable dans l'existence judiciaire des aliénés, recevront leur interprétation naturelle lorsque nous étudierons les caractères propres à chaque variété de folie.

Contentons-nous de dire pour l'instant que, parmi ces impulsions, il en est qui sont spontanées, involontaires, irrésistibles dans la plus stricte acception du mot, et il arrive parfois que leurs auteurs n'en conservent pas la mémoire. Cela s'observe surtout dans l'épilepsie et dans l'intoxication alcoolique.

Il est d'autres situations pathologiques où les malades luttent en

____

(1) MAINE DE BIRAN, *Des habitudes passives,* t. I de ses *Œuvres philosophiques* éditées par Cousin, p. 162.

désespérés contre les tendances dangereuses qui les obsèdent. Mais, de ce que ces malheureux ont la connaissance différentielle du bien et du mal, il ne s'ensuit pas qu'on puisse leur imputer, à titre de responsabilité, les actes qu'ils ont commis. Évidemment, au moment de l'action, ils ne jouissaient pas de leur liberté morale. Ainsi en est-il de ceux qui agissent sous l'influence d'une violente passion, d'une peine profonde de l'âme, la colère et la douleur, par exemple. Si l'acte commis dans ces circonstances n'est pas toujours excusé, au moins sa portée pénale est-elle atténuée (1).

Quelques auteurs, justement frappés du trouble intellectuel transitoire qui accompagne la perpétration subite, instantanée de certains actes dangereux, ont cru devoir admettre une *folie transitoire, momentanée, instantanée.* Nous ferons observer que la folie étant déterminée par l'enchaînement d'un certain nombre de phénomènes maladifs qui se succèdent et se commandent réciproquement, doit être considérée comme un état maladif, lequel conséquemment ne peut rien avoir d'instantané, rien de transitoire, dans la véritable acception de ces termes. Ce qui dans cette circonstance est *transitoire, instantané,* c'est l'acte qui se produit dans le cours d'une maladie et qui en est le symptôme le plus accentué.

Cette distinction est de la plus grande importance, et nous aidera ultérieurement à bien apprécier la responsabilité de certains actes incriminés en justice.

De l'influence exercée sur les actes de la vie intellectuelle et morale par les agents intoxicants et surtout par l'alcool (folie alcoolique).

Nous avons déjà fait ressortir les rapports qui, dans les diverses formes d'aliénation, existent entre la nature et la cause de la maladie.

(1) « *Non excusant in totum, sed tantum faciunt ut mitius delinquens puniatur.* » Tel était l'esprit du Code Justinien, et il est remarquable de voir avec quelle sagesse les anciens ont déterminé les limites de la responsabilité dans les cas où il s'agit d'impulsions passionnelles. « *Quidquid in calore iracundiæ vel fit, vel dicitur, non prius ratum est quam si perseverentia apparuit judicium animi fuisse..... Simplex iracundiæ calor non excusat nisi justa causa procedat.* » (Lib. 38, § VIII. Dig. *ad legem Juliam de adulteriis.*) J'ai fait à dessein ces rapprochements entre les actes impulsifs déterminés par une violente passion et les faits de même nature qui sont le produit de la maladie. Pourquoi l'excuse, l'atténuation n'existeraient-elles pas pour ces dernières situations? Mais pour cela, il faut qu'il y ait maladie bien avérée, influence morbide bien constatée s'exerçant sur la libre détermination de la volonté. La maladie est alors le *justa causa* exigé par les jurisconsultes pour excuser l'acte incriminé, pour effacer et atténuer, dans tous les cas, la responsabilité de l'inculpé.

Dans aucune autre espèce de vésanie, ce rapport n'est aussi constant que dans les désordres de l'intelligence et des sentiments qui sont la conséquence de l'ingestion habituelle de certaines substances intoxicantes ou ébrieuses.

L'opium chez les Orientaux, une foule d'autres substances toxiques, ébrieuses, en usage chez les aborigènes de l'Amérique, de l'Afrique, et de la Polynésie, amènent les mêmes dégradations progressives de l'intelligence, les mêmes lésions du système nerveux, que l'alcool et l'absinthe chez les peuples occidentaux. Quant à ce qui regarde maintenant la médecine légale des aliénés, il ne s'agit pas uniquement d'étudier les conséquences de l'ivresse au point de vue de la responsabilité des actes. Il importe d'examiner quelles sont les influences qu'exerce sur les sentiments et l'intelligence des individus une maladie cérébrale particulière, compliquée de paralysie et d'hallucinations spéciales, maladie parfaitement connue aujourd'hui dans son origine, sa nature, ses effets, et qui a été désignée dans ces derniers temps sous le nom d'*alcoolisme chronique*, de *folie alcoolique* (1).

De l'hérédité et de la folie héréditaire.

Dans l'état actuel de la science, il faut bien s'attendre à ce que les magistrats accorderont très-difficilement le bénéfice des circonstances atténuantes à des individus parfaitement raisonnables en apparence, mais dont l'état intellectuel et affectif est caractérisé par des tendances malfaisantes, par des instincts de perversité native, et par des désordres intellectuels très-variés, quoique limités d'ordinaire à un petit nombre d'objets. Ces dispositions malheureuses se rattachent pour nous, dans beaucoup de cas, à l'influence fatale que les maladies nerveuses et souvent même les vices des ascendants exercent sur les facultés intellectuelles et affectives des descendants.

Sous ce rapport on ne peut demander aux magistrats d'être plus

---

(1) Je suis loin de défendre la justesse grammaticale de la plupart de ces désignations, mais il suffit que nous nous entendions sur la signification des termes employés en médecine légale. Esquirol, parlant de l'ivresse, dit que cette tendance est parfois le symptôme d'une lésion de l'entendement que l'on a ridiculement appelée *folie bachique* ou *alcoolique*. Leuret, de son côté, ridiculise le terme de *folie paralytique*. Aujourd'hui, ces mêmes termes sont passés dans le langage médical ordinaire, et les tribunaux nous comprennent facilement lorsque nous attribuons tel ou tel acte incriminé en justice à telle ou telle folie dont nous spécifions l'origine.

avancés que les médecins aliénistes qui n'acceptent pas, pour la plupart, l'espèce de folie que nous avons désignée sous le nom de *folie héréditaire*, comme spécifiant ou caractérisant mieux certaines aberrations de l'intelligence, certaines dépravations des sentiments, que les termes de *manie instinctive*, *folie morale*, *manie raisonnante*, *folie lucide*, *délire des actes*, etc., que l'on a donnés à ces états anormaux qui font le désespoir des thérapeutistes aussi bien que des médecins légistes. Contentons-nous, pour l'instant, d'établir l'état de la question; les applications médico-légales ne nous feront pas défaut dans le cours de cet ouvrage.

Dans l'opinion de plusieurs médecins l'hérédité ne devrait pas entrer en ligne de compte pour la création d'un type spécial de folie, puisqu'il y a bien peu d'aliénés dans l'ascendance desquels on ne puisse citer, sinon l'existence de quelque maladie nerveuse bien caractérisée, au moins celle d'autres affections qui ont plus ou moins altéré la constitution des ascendants, et influencé d'une façon plus ou moins désastreuse sur la santé des descendants. D'un autre côté l'hérédité, ajoutent ces médecins, n'a rien d'absolument fatal. En effet, on voit des enfants d'aliénés conserver toute leur vie l'intégrité de leurs facultés, et, alors même que la folie éclate dans le sein d'une famille par voie de transmission héréditaire, on a remarqué que tous les enfants ne sont pas indistinctement frappés. Il en est même qui se font remarquer par la lucidité de leur esprit et dont les dispositions exceptionnelles contrastent avec l'état de déchéance intellectuelle de leurs congénères.

Sous ce double rapport je suis d'accord avec mes contradicteurs, et ne demande qu'à expliquer brièvement l'interprétation qu'il s'agit de donner à ces faits. D'ailleurs tout ce qui tient à cet important sujet sera longuement expliqué dans le cours de cet ouvrage.

L'hérédité n'a rien d'absolument fatal; cela est incontestable. Si l'observation a démontré que d'un père aliéné, épileptique, hypochondriaque, suicide, etc., naissent des enfants aliénés, épileptiques, hypochondriaques, suicides, etc., il peut arriver aussi que la bonne santé d'un des conjoints fasse antagonisme aux conditions morbides de l'autre conjoint, et qu'en définitive la race, loin de déchoir, tende à remonter vers un type supérieur. C'est là un principe dont j'ai eu maintes occasions de démontrer la légitimité (1).

Mais, d'un autre côté, il est juste de faire observer que les excep-

---

(1) **Voyez** mon *Traité des dégénérescences dans l'espèce humaine*, et mon travail sur la *Formation du type dans les variétés dégénérées*.

tions ne détruisent pas les conséquences d'un fait général. On a dit que la cause des faits est dans les faits eux-mêmes; cela est vrai. Mais, ce qui ne l'est pas moins, c'est que la cause de chaque fait particulier est dans le rapport qui lie ce fait particulier au fait général, c'est-à-dire à la loi d'où il dérive. Or, l'hérédité étant le fait général, la loi d'où dérivent un certain nombre de conséquences forcées, voyons donc si dans l'examen sommaire de quelques-unes de ces conséquences nous ne trouverons pas de motifs suffisants pour pouvoir affirmer l'existence d'une variété de maladie mentale que l'on peut, à juste titre, désigner sous le nom de *folie héréditaire*.

Une des premières conséquences de l'hérédité (et personne ne contestera le fait) est de créer, chez les descendants d'individus aliénés ou affectés de tel ou tel état névropathique que ce soit, une disposition plus grande à être influencés par les causes de l'ordre physique et de l'ordre moral capables d'ébranler la raison. Toutefois, la folie qui se formule sous de pareilles influences n'est pas encore celle que nous avons désignée sous le nom de folie héréditaire.

Mais dans d'autres circonstances, et ces circonstances sont plus nombreuses qu'on ne pense, le phénomène de la transmission héréditaire se traduit par un fait d'une nature plus accentuée que la simple prédisposition (1).

En d'autres termes l'observateur, qui a suivi d'un regard attentif l'évolution des phénomènes pathologiques qui se succèdent et se commandent réciproquement dans l'évolution des maladies nerveuses, se trouve vis-à-vis d'un état morbide constitué *ipso facto*, dès le moment de la naissance, et cet état n'est autre chose que la folie avec les caractères de la transformation héréditaire.

(1) Ce phénomène est le résultat immédiat de la loi de transformation des phénomènes nerveux. C'est en vertu de cette loi que la simple disposition congestive des ascendants peut se traduire par la disposition plus grande à l'apoplexie ou à telle autre affection cérébrale chez les descendants. Les états épileptique, hystérique, hypochondriaque des parents peuvent également se reproduire chez les enfants sous une forme névropathique plus accentuée, plus congénitale, si je puis m'exprimer ainsi, telle que seraient ces états désignés sous les noms d'imbécillité, d'idiotie, qui sont de véritables dégénérescences de l'espèce, c'est-à-dire le résultat des transmissions héréditaires accumulées.

Telle est la conséquence de la loi de transformation. Rarement une maladie névropathique des ascendants se transmet-elle de toutes pièces aux descendants, ainsi que cela a lieu pour la phthisie et d'autres affections organiques. J'en excepte le suicide, pour ce qui regarde les maladies du système nerveux. Là nous sommes témoins de cet étrange phénomène qui veut que les enfants se suicident parfois au même moment et de la même manière que leurs ascendants.

Les malades chez lesquels s'est opérée cette transformation fatale se signalent de bonne heure par des excentricités de l'esprit et par certaines dépravations instinctives des sentiments qui impliquent un pronostic des plus sérieux.

Aux yeux des personnes étrangères à la science, les faits et gestes de ces candidats à l'aliénation ne sauraient être considérés, dans cette période d'évolution au moins, comme l'expression de la folie héréditaire proprement dite. L'activité raisonnante de ces sortes de malades, la prédominance de certaines facultés naturelles, égarent les jugements que l'on pourrait porter sur eux; et lorsque, à raison de la perversité de leurs actes, ils comparaissent en justice, l'opinion publique devance dans sa rigueur les arrêts des tribunaux. Pour que la lumière se fasse, il est nécessaire que la folie héréditaire se produise avec ses périodicités immuables, avec ses systématisations délirantes qui se traduisent si souvent en actes compromettants pour la famille aussi bien que pour la société. Encore est-il vrai de dire que les appréciations les plus fausses ne cessent de régner sur le véritable état mental de ces sortes d'aliénés que l'on s'obstine à traiter de *maniaques sans délire*, comme s'il était possible de séparer la perversité maladive des sentiments du trouble de l'intelligence.

Mais aux yeux des médecins expérimentés et versés dans l'étude des maladies nerveuses, les prodromes ci-dessus signalés ont déjà une signification des plus graves. Dans les expertises médico-légales, leur importance est énorme, puisque c'est souvent dans la période prodromique que ces sortes d'aliénés compromettent le plus souvent leurs intérêts et ceux de leurs familles. Arrêtons-nous un instant aux caractères initiaux ou rudimentaires de la folie par hérédité.

« Cette funeste transmission, dit Esquirol, se peint sur la physionomie, sur les formes extérieures, dans les idées, les passions, les habitudes, les penchants des personnes qui doivent en être les victimes. Averti par quelques-uns de ces signes, il m'est arrivé d'annoncer un accès de folie plusieurs années avant qu'il arrivât. La *manie héréditaire* se manifeste chez les pères et les enfants souvent aux mêmes époques de la vie; elle est produite par les mêmes causes; elle affecte les mêmes caractères (1).... Cette prédisposition, qui se manifeste *par les traits extérieurs, par le caractère intellectuel et moral des individus,*

---

(1) Cela est surtout vrai pour les folies avec tendance au suicide,.... car généralement l'hérédité amène des formes progressives.

n'est pas plus surprenante relativement à la folie que relativement à la goutte ou à la phthisie pulmonaire.... Elle se fait remarquer *même dès l'enfance ;* elle peut expliquer une multitude de bizarreries, d'irrégularités, d'anomalies, qui, de très-bonne heure, auraient dû mettre en garde les parents. Elle peut être un avertissement utile à ceux qui président à l'éducation des enfants nés de parents aliénés.... Quelquefois c'est dans le sein maternel qu'il faut rechercher la cause première de la folie, non-seulement pour l'idiotie, mais pour les autres espèces d'aliénation. Je ne sais pas pourquoi cette circonstance a échappé aux observateurs. » (Esquirol, t. Ier, p. 65.)

Ces aliénés dont Esquirol signale les bizarreries, les anomalies, les excentricités précoces, et chez lesquels la folie dont ils seront un jour les victimes se peint d'avance sur la physionomie, sur les formes extérieures, dans les idées, les passions, les habitudes, les penchants, etc., ces aliénés, dis-je, ont reçu diverses désignations :

On les a appelés : *maniaques raisonnants, maniaques sans délire,* parce que l'on ne remarquait pas chez eux de lésion de l'entendement, et comme si les seules facultés affectives avaient été lésées (Pinel).

Fous lucides, parce que, jusque dans leurs plus violents accès, ils peuvent répondre et répondent toujours juste à toutes les questions qu'on leur adresse. Ils ne perdent rien de ce qui se passe autour d'eux, font attention à tout, utilisent tout au profit de leurs mauvais penchants. Les fous lucides, maniaques ou monomaniaques, sont les aliénés les plus contestés par les gens du monde, et pourtant les plus malfaisants (Trélat).

Maniaques instinctifs, toujours en raison de la nature de leurs actes qui semblent moins dictés par la logique propre aux aliénés et par les hallucinations qui obsèdent ces malades, que par le besoin non motivé et comme instinctif de commettre périodiquement des actes malfaisants.

Cette variété d'affection mentale a encore été désignée sous le nom de *folie circulaire,* parce qu'elle est caractérisée par la succession régulière de l'état maniaque, de l'état mélancolique, et d'un intervalle lucide plus ou moins prolongé (Falret). Ce même savant auteur ajoute : « Cette folie est très-héréditaire et incurable (1). »

Le retour périodique des mêmes phénomènes morbides, avec intervalles de repos, constitue, en effet, une espèce de circularité propre

---

(1) FALRET, *Des maladies mentales et des asiles d'aliénés.* Paris, 1864.

aux affections du système nerveux en général. Mais il est impossible de rencontrer dans aucune autre variété de maladies mentales, si ce n'est la folie héréditaire, ou, si l'on veut encore, la *folie de naissance*, cet ensemble de phénomènes stéréotypés et comme classés d'avance pour se reproduire ensuite avec une constance et une régularité désespérantes, spontanément pour ainsi dire, et en dehors de l'influence ordinaire des causes occasionnelles.

Enfin, les dénominations de *folie affective*, *délire des actes*, *folie morale* (*moral insanity* de Prichard), le terme de *manie* ou *délire systématisé*, que j'ai moi-même créé autrefois (1), les diverses monomanies d'Esquirol, se rapportent toutes plus ou moins à une catégorie d'aliénés qui puisent pour la plupart à la source de l'hérédité morbide les éléments de la folie la mieux caractérisée aux yeux de la science, et malheureusement la plus contestée devant les tribunaux (2).

Tout a concouru à fausser les idées sur la véritable nature délirante et sur l'état mental réel de ces sortes d'aliénés. On les a appelés *maniaques sans délire*, comme si, encore une fois, la folie pouvait exister sans lésion de l'entendement; *monomanes*, comme si la manifestation délirante de l'esprit sur un point exclusif dénotait toujours l'intégrité du fonctionnement intellectuel sur le reste ; *maniaques raisonnants*, comme si l'aliéné, de cela seul qu'il reste membre de la famille humaine, n'était pas assujetti aux lois essentiellement et radicalement immuables auxquelles sont soumises toutes les intelligences humaines qui pensent, raisonnent et acceptent les principes sans lesquels il n'y a pas d'acte concevable, d'acte quel qu'il soit de l'intelligence, malgré des diversités réelles.

L'aliéné, lui aussi, pense et raisonne, et quoiqu'il viole bien des règles de la logique, il ne peut pas ne pas raisonner, à moins que par suite de ramollissement cérébral, ou d'un arrêt congénital de développement du cerveau, il n'en soit réduit à une existence purement végétative. En dehors de ces cas extrêmes, il n'y a pas d'aliéné qui soit privé de l'idée de *cause*, de l'idée de *substance*, de l'idée d'*être*, et qui n'admette, même au milieu de ses rêveries les plus extravagantes,

---

(1) MOREL, *Études cliniques*, t. I, p. 335.

(2) J'ai dit pour la plupart, car je ne voudrais pas être exclusif en détournant de l'acception qu'ont voulu leur donner leurs auteurs les désignations que ceux-ci ont employées pour caractériser certaines situations mentales encore peu étudiées. Tout ce que je tiens à établir pour l'instant, c'est l'étroite solidarité qui existe entre l'état mental des diverses catégories d'aliénés ci-dessus désignées et les éléments d'hérédité morbide qui ont déterminé la situation.

ces principes généraux qui, supérieurs à la raison et à l'expérience, se rapportent à ce que les philosophes, après Kant, ont appelé la raison pure. On n'en trouve pas et l'on n'en trouvera jamais, par le motif très-simple et très-péremptoire, à notre avis, que la pensée est tellement constituée que, en dehors de ces principes et de ces idées, elle est incapable de penser même l'absurde.

Nous ne devons donc pas nous étonner de voir, dans une infinité de circonstances, les aliénés en général et les héréditaires en particulier, raisonner et raisonner souvent avec une logique désespérante. Et cependant quelle a été la cause la plus ordinaire de la condamnation de ces malades dans beaucoup de cas? c'est qu'ils ne déliraient pas dans l'ordre des idées, c'est qu'ils raisonnaient juste, *ut cæteri sanæ mentis homines*, selon la remarque judicieuse du médecin légiste Paul Zacchias.

Une autre cause d'erreur est encore à signaler, et celle-ci n'est pas la moins importante. On s'abuse généralement sur l'état mental de ces aliénés de naissance parce que l'on a pu remarquer chez plusieurs des aptitudes artistiques spéciales et pour ainsi dire innées. Plusieurs ont été vus qui étaient naturellement musiciens, dessinateurs, et chez lesquels prédominaient certaines dispositions naturelles qui sont plutôt le résultat de conditions organiques préexistantes que le fruit du travail intellectuel subséquent et du raisonnement. Plusieurs ont été des calculateurs spontanés et comme instinctifs ; d'autres ne manquaient ni de verve ni d'imagination poétiques et avaient une fécondité d'écrivain incontestable.

Mais, comme je l'ai déjà dit dans mon *Traité des maladies mentales*, si l'on a le courage d'analyser les productions littéraires, artistiques ou scientifiques de ces hommes, on remarque d'abord, qu'au point de vue des dons naturels pour les arts, ils sont purement instinctifs; ils n'inventent et ne perfectionnent rien. Pour ce qui regarde leurs productions littéraires, la fécondité dont ils font preuve est encore dépassée par la fausseté de leur esprit, le peu de solidité de leur jugement et par leurs tendances paradoxales innées. Ce sont des êtres complétement stériles, sans compter que leurs œuvres heurtent aussi bien le bon sens qu'elles blessent et attristent souvent la morale (1).

On se demande maintenant comment des natures aussi mal organisées peuvent vivre dans le monde extérieur sans troubler plus souvent qu'elles ne le font le repos de la société. Mais pour se rendre

____

(1) MOREL, *Traité des maladies mentales*, p. 543.

compte de la dangereuse activité délirante de ces sortes de malades, si raisonnables en apparence, il faut avoir pénétré en médecin aliéniste dans le sein des familles, et avoir eu la preuve de tous les tourments qu'ils font éprouver à leur entourage. Ce n'est que lorsque leur état maladif se manifeste par des actes délirants extérieurs, que le public étonné apprend que tel ou tel individu, qui passait pour un homme raisonnable ou, tout au plus, pour un excentrique, est cependant un aliéné de la plus dangereuse espèce; qu'il a ruiné sa famille, qu'il a maintes fois exposé les jours de ceux qui devaient lui être chers, ou bien encore qu'il a dépossédé ses héritiers légitimes et consigné sa propre folie dans un testament ridicule ou excentrique.

D'ailleurs, les conditions de notre état social sont ainsi faites, dans les instants de repos et de tranquillité au moins, et en dehors des temps de révolution, que les actes d'une foule d'êtres insensés ou excentriques, sont modérés, neutralisés, s'il est permis de s'exprimer ainsi, par la raison générale et par l'activité qui préside aux transactions et aux questions sérieuses du moment. Mais, surviennent des périodes de trouble et d'agitation, et l'on voit surgir une foule d'individualités dangereuses dont on ne soupçonnait pas l'existence et qui, à toutes les époques de l'histoire, nous en fournirons des preuves irréfragables, ont épouvanté le monde par leur cynisme, par leurs opinions folles et subversives, par la cruauté de leurs actes lorsque la faveur populaire les a portés au pouvoir. Certes il n'entre pas dans notre manière de voir d'excuser tous les actes et tous les crimes de ces hommes; nous ne voulons en ce moment qu'appeler l'attention sur les conditions fatales faites aux enfants par les mauvaises conditions mentales ou organiques des ascendants.

Quoi qu'il en soit, il est facile de prévoir d'avance les difficultés médico-légales que suscitent ces sortes d'aliénés. Plusieurs fois il est arrivé que, placés dans un asile, leurs périodes de rémission ont trompé l'autorité sur leur état mental réel, et que des sorties intempestives et regrettables ont été ordonnées. Dans plus d'une circonstance encore l'opinion publique s'est émue à propos de prétendues détentions arbitraires, et des médecins, accusés de favoriser la mauvaise foi des familles, ont été poursuivis pour complicité. Cette réaction s'est même étendue jusqu'à la législation qui nous régit, et nous avons aujourd'hui même sous nos yeux le spectacle d'une espèce de *tolle* général contre les dispositions de la loi du 30 juin 1838, destinée cependant à sauvegarder aussi bien les intérêts de la société que ceux des aliénés qui pendant des siècles, comme on le sait, ont été les victimes des préjugés de leur époque, aussi bien que de l'absence de toute disposition législative à leur égard.

Ajoutons enfin, qu'en raison des interprétations contradictoires de la science, il a surgi pour ces aliénés eux-mêmes une situation des plus perplexes. Si plusieurs ont été acquittés comme *monomanes*, il est arrivé dans plus d'une circonstance que cette désignation a été un motif de condamnation. Plusieurs médecins pensent aujourd'hui que la théorie de la responsabilité partielle, qui dérive en droite ligne de la théorie de la monomanie, est de nature à sauvegarder les intérêts de la justice et des aliénés. Je ne suis pas de cet avis, et les preuves de cette assertion seront données en leur temps et en leur lieu.

Hérédité accumulée. Idiotie. Imbécillité. Crétinisme.

Une autre conséquence de l'hérédité est la création de ces variétés d'individus dégénérés connus sous les dénominations d'*imbéciles*, d'*idiots*, de *crétins*, qui constituent de véritables races maladives dans l'espèce. L'existence de ces êtres infirmes, dernière expression de l'hérédité accumulée, se rattache à cette loi fatale qui veut que lorsque rien ne s'oppose à la succession et à l'enchaînement des phénomènes morbides à travers les générations, il en résulte des états irrémédiables de dégradations intellectuelles, physiques et morales.

La nature suit en cela les règles qu'elle s'impose dans la création des hommes qui ont illustré leur époque par leur génie, ou qui, même sans avoir répandu un éclat aussi grand, se sont distingués par d'éminentes qualités intellectuelles et morales. Ce rapprochement n'a pas échappé à ceux qui ont sérieusement réfléchi sur les circonstances qui président à l'évolution des destinées humaines. « Le génie, a dit une de nos grandes illustrations contemporaines, semble s'accumuler lentement et *presque héréditairement* et pendant plusieurs générations dans une même race par des prédispositions et des manifestations de talent plus ou moins parfait, jusqu'au degré où il éclate enfin dans sa perfection dans un dernier enfant de cette génération prédestinée au génie; en sorte qu'un homme illustre n'est en réalité qu'une famille accumulée et résumée en lui, le dernier fruit de cette séve qui a coulé de loin dans ses veines. Le phénomène du génie héréditaire, accumulé, croissant et enfin fructifiant dans un grand homme, frappe l'esprit, en étudiant dans l'histoire ou dans la biographie les origines morales des hommes supérieurs... Une famille n'arrive pas à la gloire du premier coup; il y a croissance dans la famille comme dans l'individu; la nature procède par développement successif et non par explosions soudaines; un génie qui se croit né de lui-même est né du temps. » (*Entretiens*, juillet, août, septembre 1863.)

Dans les différents travaux que j'ai publiés sur ce sujet (1), je me suis efforcé de faire ressortir les conséquences de cette accumulation successive des éléments morbides qui se transmettent par voie de génération. Il en résulte que tel être dégénéré, désigné sous les termes d'*idiot* ou d'*imbécile*, n'est souvent que le dernier représentant d'une famille dans laquelle s'est accomplie la déchéance intellectuelle, physique et morale de la race, par voie d'accumulation héréditaire de mauvaise nature.

S'il existe des circonstances, ainsi que nous l'avons dit plus haut, où cette terminaison fatale peut être évitée, il en est d'autres malheureusement où la nature lutte en vain contre les conséquences de l'hérédité. Ceci arrive, je ne puis assez le répéter, lorsque les transmissions héréditaires de mauvaise nature se succèdent et s'enchaînent de telle sorte qu'un premier effet devienne une cause qui, à son tour, engendre un effet déterminé. C'est ainsi que de transmissions morbides en transmissions morbides, la nature en arrive à un dernier résultat, celui d'un arrêt de développement cérébral avec ses conséquences forcées pour ce qui regarde la manifestation des facultés intellectuelles et affectives chez l'individu. Voilà un premier résultat isolé. Le second résultat plus général est la formation de variétés maladives dans l'espèce, en ce sens que tous les individus dégénérés sous l'influence des mêmes causes constituent des individualités morbides qui se ressemblent au physique et au moral et qui, se trouvant ainsi unies par le lien de la parenté pathologique, constituent des races, des familles, des variétés distinctes.

On peut objecter que tous les individus désignés sous les termes d'idiots et d'imbéciles ne sont pas le produit direct de l'hérédité accumulée. On voit, en effet, des arrêts de développement qui sont dus à d'autres causes dont les unes sont congénitales et les autres accidentelles. Une forte émotion morale éprouvée par la mère, des coups reçus pendant la grossesse, des chutes éprouvées dans cette période, peuvent modifier d'une manière funeste les conditions de la vie fœtale. Des maladies atteignent l'enfance, la fièvre typhoïde, l'épilepsie, qui peuvent pareillement agir par sympathie sur les fonctions cérébrales, enrayer leur évolution et déterminer finalement ces états vul-

---

(1) *Traité des dégénérescences. De la formation du type* dans les *variétés dégénérées.*

gairement connus sous les noms d'imbécillité et d'idiotie chez des enfants parfaitement constitués au moment de la naissance.

Cela est incontestable; mais ce qui ne l'est pas moins, c'est que l'hérédité accumulée conserve tous ses priviléges dans la formation des races maladives, et que les individus appartenant à ces races se reconnaissent à des caractères intellectuels et physiques certains : même forme de tête, mêmes tendances morales et intellectuelles, mêmes instincts, mêmes manifestations étranges au point de vue de certaines aptitudes spéciales qui ne peuvent être dépassées, qui sont limitées à un certain ordre de choses et que l'éducation ne perfectionne pas (1). Voilà des caractères irréfragables que nous avons déjà signalés chez les aliénés héréditaires et que j'ai appelés les stigmates de l'hérédité : *stigmata hereditatis*. Au contraire les enfants qui deviennent idiots ou imbéciles à la suite de maladies intercurrentes n'ont rien dans la forme de la tête, dans l'expression de la figure, qui dénote une origine maladive congénitale.

Il n'est donc pas indifférent, comme certains auteurs l'ont soutenu, d'étudier la généalogie pathologique de tous ces êtres dégénérés. Il est erroné de prétendre, au point de vue médico-légal surtout, qu'il n'existe aucune différence dans la constitution mentale de ceux qui comptent des aliénés dans leur ascendance, ou de ceux chez qui l'arrêt de développement intellectuel est dû à une cause congénitale ou à une autre postérieure à la naissance. Enfin, il est également faux de soutenir que les termes d'*imbécillité*, d'*idiotie*, appliqués sans distinction à tous ces êtres infirmes, suffisent pour nous édifier sur leurs tendances maladives et sur leur responsabilité. Les termes d'imbécillité, d'idiotie, ne sont que des qualifications vulgaires qui ne nous apprennent rien sur la formation des diverses variétés d'êtres dégénérés et sur les caractères de l'ordre intellectuel, physique et moral propres aux individus de chaque espèce. Cependant, dans nos expertises médico-légales, nous avons un grand intérêt à faire ressortir la généalogie et l'enchaînement de tous ces faits, à bien spécifier la nature des actes particuliers à telle ou telle catégorie d'imbéciles ou d'idiots, afin d'éclairer les magistrats sur la valeur des actes que ces êtres infirmes et incomplets ont commis, et sur la valeur qu'auraient ceux que l'on voudrait leur faire commettre. Un dernier mot sur la formation des

____

(1) C'est là ce qui a fait donner par M. le docteur F. Voisin, à ces êtres dégénérés, le nom de *génies partiels*. Ils n'inventent rien, ne perfectionnent rien ; mais ils ont parfois des aptitudes spéciales et comme instinctives pour déchiffrer ou répéter un air de musique, calculer de mémoire, etc.

crétins dans l'espèce complétera les réflexions qui viennent d'être émises.

Le principe de l'hérédité morbide, tel que nous le comprenons, peut être activé par certaines causes du monde extérieur qui modifient d'une manière particulière la constitution des parents et impriment à leurs descendants les attributs d'une dégénérescence tout à fait caractéristique. Je veux parler du crétinisme.

Des populations entières vivent dans des conditions climatériques ou telluriques qui altèrent d'une manière funeste la constitution des individus. L'état maladif général des parents se traduit par la prédominance de l'élément lymphatique, scrofuleux, rachitique, et surtout par l'hypertrophie de la glande thyroïde (goître) ; or, que nous apprennent l'observation des faits et l'expérience ? C'est, qu'à la seconde ou troisième génération, les enfants naissent crétins. C'est bien là encore un état d'imbécillité et d'idiotie dans la vulgaire acception de ces termes ; oui, sans doute, mais avec des caractères d'une nature différente et qui révèlent l'origine de ces êtres dégénérés.

Il m'est impossible, dans ces considérations préliminaires, d'aborder ce sujet au point de vue de ses différentes applications médico-légales. Tout ce qui se rapporte à cet ordre de faits constitue une science spéciale que j'ai désignée sous le nom d'*anthropologie morbide*, et les occasions ne nous manqueront pas de revenir sur les caractères différentiels de tous ces êtres *dégénérés* lorsque nous étudierons les enfants et les infirmes de naissance devant la justice.

Des formes terminatives de la folie. De la démence et de ses diverses variétés.

Au point de vue juridique, le terme *démence* est pris dans une autre acception que celle que lui donnent les médecins. Pour ces derniers, la démence est une terminaison de la folie et constitue un état incurable. Esquirol la définit : « Une affection cérébrale ordinairement sans fièvre et chronique, caractérisée par l'affaiblissement de la sensibilité, de l'intelligence et de la volonté. L'incohérence des idées, le défaut de spontanéité intellectuelle et morale sont les signes de cette affection. L'homme qui est dans la démence a perdu la faculté de percevoir convenablement les objets, d'en saisir les rapports, de les comparer, d'en conserver le souvenir complet; d'où résulte l'impossibilité de raisonner juste. »

Cette définition fait voir que le terme de démence du Code a reçu des jurisconsultes une interprétation très-différente, mais qui, en résumé, ne change pas d'une manière essentielle les conditions des aliénés devant la justice. En effet, quand un inculpé est exonéré des poursuites intentées contre lui pour cause de démence, quand un testament est invalidé pour le même motif, il est bien entendu que dans l'esprit de la jurisprudence criminelle et de la jurisprudence civile, les individus mis en cause étaient complétement privés de toute liberté morale au moment de la perpétration de l'acte incriminé ou contesté. Il importe donc assez peu, en thèse générale, que ces individus aient été en réalité des aliénés chroniques, des délirants par persécution, ou qu'ils aient appartenu à cette classe de malades qui agissent sous l'influence d'impulsions irrésistibles. Comme l'acte qu'ils ont commis porte en définitive, au moment de sa perpétration, le cachet de la démence ou de la folie, car ces deux termes sont synonymes en jurisprudence, les magistrats ont des éléments suffisants pour asseoir leur jugement.

Il n'en est pas de même en médecine, où chaque désignation de maladie doit répondre à une entité pathologique distincte et comportant un pronostic de nature différente. A ce point de vue, le terme de démence exprime bien moins une maladie spéciale qu'une forme terminative propre à plusieurs variétés de troubles de l'intelligence et de perversion des sentiments. Cette distinction est importante a établir, vu que nous sommes souvent consultés sur le danger que peut faire courir à la société la mise en liberté de tel ou tel aliéné, sur l'opportunité qu'il y aurait à interdire tel ou tel individu, selon qu'il est curable ou incurable, dangereux ou inoffensif. Il nous serait impossible de répondre à ces diverses questions si nous n'avions pas une idée exacte des différents modes de terminaison des affections mentales.

Nous avons déjà dit que les péripéties qui accompagnent la terminaison des maladies cérébrales idiopathiques sont différentes de ce qui se remarque dans les affections cérébrales sympathiques.

Dans le premier cas, le cerveau étant compromis dans sa substance propre, la déchéance intellectuelle des malades est aussi prompte que radicale, à moins qu'il n'y ait circonscription du mal dans un des hémisphères ou lobes cérébraux, ainsi que cela a lieu dans l'apoplexie et dans certaines affections localisées du cerveau qui produisent l'aphasie. Dans les cas de ce genre, l'absence de la parole, l'impossibilité de retrouver certains mots, ne constituent pas toujours un état de démence et n'amènent pas d'une manière absolue chez un malade l'impossibilité de contracter et d'exprimer par signes sa volonté.

Dans le deuxième cas, nous voyons des aliénés rester indéfiniment dans un état de délire chronique avant de tomber dans la démence proprement dite.

Certaines formes d'affections nerveuses amènent des terminaisons très-variables dans leurs effets. La terminaison ordinaire de la folie par épilepsie est la démence ; on a cependant vu des épileptiques qui ont conservé pendant nombre d'années une singulière lucidité d'esprit dans les intervalles de leurs attaques.

Dans la folie hystérique, il y a des phases de torpeur intellectuelle qui ressemblent à la démence la plus complète. Ainsi en est-il dans certains états nerveux désignés sous le nom de stupidité, et où l'état de démence peut être transitoire.

Il y a des états de démence juvénile, par opposition à la démence sénile qui est souvent le résultat de l'âge, en dehors de toute maladie mentale préexistante.

Les individus frappés dès la naissance dans l'exercice de leurs facultés intellectuelles, les aliénés héréditaires, sur l'état mental desquels nous avons particulièrement insisté, présentent parfois le singulier spectacle d'une activité délirante qui ne s'est pas démentie pendant une longue période d'années. Ils parcourent invariablement et indéfiniment le même cercle, et l'on ne saurait appliquer à leur état mental stéréotypé le terme de démence.

Enfin, il est facile de comprendre qu'avant d'arriver à la démence absolue, irrémédiable et incontestée, l'individu souffrant est soumis à de nombreuses transformations qui sont toutes en rapport avec la nature et les progrès de la maladie nerveuse qui sert de base à l'état désigné sous le nom de folie ou délire chronique, et souvent même avec le degré d'instruction de l'individu, avec la somme d'intelligence qu'il possédait avant de devenir malade.

Sans doute, il nous sera à tout jamais impossible de pénétrer le mystère de la folie, mais au moins en savons-nous assez pour certifier que telle variété de cette maladie est curable et que telle autre est incurable ; que, dans les différentes phases que parcourt l'affection, l'individu présente des dangers plus ou moins grands, en ce sens qu'il est soumis à telle impulsion morbide plutôt qu'à telle autre, et qu'avant d'en arriver à la transformation radicale connue en médecine sous le nom de démence, il peut accomplir une foule d'actes qui ont encore les apparences de la raison, mais qui, aux yeux de l'observateur expérimenté, dénotent l'absence de toute liberté morale. Et alors même que l'on pourrait citer quelques actes de sagesse chez des indi-

vidus frappés de démence, cela ne prouve rien en faveur de la sanité
absolue de leur esprit et toute confusion devient impossible. Le fou,
dit d'Aguesseau, peut faire des actes de sagesse; le sage ne saurait commettre des actes de folie.

Nous avons dit, en commençant ces considérations, que l'expertise
médico-légale d'un fait incriminé en justice comportait un diagnostic
médical. Nous pouvons ajouter, en terminant ce travail sur la classification des maladies mentales et sur la méthode qui doit présider à
leur étude, que la mission acceptée par le médecin expert ne serait
pas complète si de son expertise ne se déduisait pas naturellement,
pour ainsi dire, un pronostic.

En d'autres termes, il ne suffit pas toujours de prouver qu'un acte
incriminé en justice a été commis par un aliéné; il faut encore que la
connaissance de la nature de la maladie nous amène à prévoir quelles
sont, dans les cas de ce genre, les éventualités de l'avenir. Les légitimes intérêts de la famille et de la société exigent que l'acte isolé
d'un aliéné soit compris à un point de vue qui assure la sécurité du
présent aussi bien que celle de l'avenir.

Conclusions.

De tout ce qui précède, il est permis de conclure que la notion
exacte de l'aliéné, au point de vue juridique et même au point de vue
médical, se déduit de la nature des actes involontaires, irréfléchis, qui
peuvent être commis d'une manière fatale, irrésistible, sous l'influence
de tel ou tel état maladif de l'organisme, ou même dans telle ou telle
période d'évolution d'une affection nerveuse bien caractérisée.

L'état maladif est donc l'élément essentiel qui distingue la passion
de la folie, l'erreur volontaire, librement acceptée dans son origine et
dans ses conséquences, de l'erreur imposée par les illusions, les hallucinations, les sensations maladives et les autres phénomènes névropathiques qui fascinent et égarent l'intelligence, pervertissent les sentiments et subjuguent la volonté.

Sans doute il n'est aucun acte méchant ou dangereux commandé
par la passion, exécuté par une volonté perverse mais libre et responsable, qui ne soit également commis dans l'état de folie.

Les aliénés sont homicides et suicides. Ils se livrent au vol et à l'incendie. Ils se signalent par des actes de violence, de dépravation et
de cruauté inouïs. S'il en est qui sont portés d'une manière automatique, impulsive, à la perpétration d'actes dangereux et compromet-

tants, il en est d'autres qui préméditent de sang-froid, qui complotent dans l'ombre les projets les plus sinistres, et chez lesquels la vengeance calculée semble avoir tous les caractères de la culpabilité volontaire.

Quel sera, dans ces cas, le *criterium* du médecin expert? Sur quel ordre de preuves fera-t-il reposer ses arguments pour distinguer la passion criminelle de la folie et amener les tribunaux à lui faire le sacrifice de leurs hésitations et de leurs doutes? Car, ainsi que l'a dit un magistrat : « Si au médecin expert revient la tâche de faire pénétrer la lumière de l'analyse et de l'observation dans le labyrinthe d'une intelligence troublée, ou de décrire les désordres qui s'y produisent, l'office du législateur aussi bien que du jurisconsulte est d'accueillir les résultats de l'expérience médicale et de se conformer aux décisions de ceux que leur profession charge naturellement du soin d'observer les faits et d'en faire jaillir une théorie (1). »

Le seul *criterium* à l'aide duquel le médecin fera pénétrer la lumière de l'analyse dans le labyrinthe d'une intelligence troublée est la connaissance exacte des caractères de l'ordre intellectuel, physique et moral qui appartiennent à la folie en général et à chaque variété de folie en particulier.

Le meilleur moyen d'amener les tribunaux à nous faire le sacrifice de leurs doutes et de leurs hésitations, est de démontrer, à l'aide d'une observation médicale sérieuse et attentive, les différences essentielles, radicales, qui existent entre l'acte criminel et l'acte qui est le produit d'une maladie qui trouble la raison.

L'homme que dirige une passion criminelle ne sort pas des réalités de la vie, si coupable, si irréalisable même que soit, au moins en apparence, le but qu'il cherche à atteindre. La haine qu'il porte à un rival ne s'adresse pas à un être fantastique ou imaginaire. Le meurtre qu'il accomplit, l'incendie qu'il allume, satisfont une vengeance qui s'appuie sur des motifs réels, ou qui doivent lui rapporter un profit certain. Son ambition, si démesurée, si insensée même qu'elle apparaisse aux yeux des sages, ne dépasse pas les bornes de la puissance réalisatrice dévolue à l'activité humaine.

S'il est jaloux sans motifs, sa passion peut trouver son excuse dans la possibilité du fait, si improbable qu'il puisse être dans l'espèce. L'homme qu'un amour désordonné possède ne se passionne pas pour des personnalités idéales. S'il se dit menacé, persécuté, atteint dans ses intérêts de fortune ou dans ceux de sa santé, il pourra se tromper

____

(1) Sagase, *De la folie dans ses rapports avec la capacité civile*, p. 12. Paris, 1851.

dans ses appréciations, mais il ne mettra pas en cause des innocents. Il n'accusera pas, à la manière des aliénés, les puissances surnaturelles ou occultes, ni les agents du monde naturel, tels que la physique ou le magnétisme.

En un mot, le criminel sait ce qu'il veut. Il n'agit pas d'une façon insolite en s'isolant du monde extérieur. Il cherche au contraire à atteindre son but *per fas et nefas*, mettant au profit de sa passion et de ses instincts pervers toutes les ressources de son mauvais génie, utilisant d'une manière astucieuse, réfléchie, préméditée, l'intelligence et les mauvaises passions de ceux dont il doit faire ses complices. Il prévoit et calcule d'avance les chances de succès et toutes les charges qui pourront s'élever contre lui.

C'est là ce que les véritables aliénés n'ont jamais pu faire, tant il est vrai de dire que la maladie dont ils sont atteints les isole du monde extérieur, affaiblit leur intelligence d'une manière extrême et les rend les tristes victimes d'une fatalité aveugle. L'homme criminel, lui, au contraire, n'est pas détourné de son but par les illusions et par les hallucinations du cerveau, ou par tout autre état de souffrance du système nerveux capable de modifier ses idées primitives ou de créer chez lui des impulsions malfaisantes de quelque nature qu'elles soient.

Enfin, lorsque la justice atteint le coupable dans la préparation de son crime, ou après son accomplissement, il nie et se défend; il ne va pas, ainsi que l'aliéné, spontanément au-devant de la peine qu'il a méritée, et il déploie jusqu'à la fin toutes les ressources d'une volonté libre et réfléchie.

On le voit donc, aucun des traits de ce tableau ne convient à l'aliéné qui a plutôt, on ne saurait trop le proclamer, des éléments passionnels que des passions véritables. Depuis trop longtemps, on a l'habitude d'établir un parallèle entre la passion et la folie, tandis qu'entre ces deux états, la différence est aussi grande que possible.

Plus on étudie, au point de vue médical, l'évolution des faits pathologiques qui servent de base aux délires des aliénés, et plus on voit qu'il n'existe aucune similitude entre le délire des grandeurs du paralysé général et la passion de l'ambitieux le plus excessif; entre l'aliéné qui immole sa femme, ses enfants, les objets de ses plus chères affections, pour les soustraire aux dangers de l'enfer ou pour tout autre motif insensé, et le meurtrier par intérêt.

Les instincts du vol, de l'incendie chez les hystériques et les épileptiques, n'ont aucune analogie avec le vol et l'incendie accomplis dans un but coupable.

Le délirant par persécution, qui prémédite son acte et qui ensuite va spontanément se livrer à la justice, heureux et fier d'avoir vengé sur un inconnu les tourments qu'on lui fait subir à l'aide de l'électricité ou du magnétisme, n'offre aucune ressemblance avec l'assassin vulgaire.

C'est que les instincts dépravés, les tendances dangereuses des aliénés sont le produit de transformations morbides qui se succèdent, se commandent réciproquement dans l'organisme souffrant, et qui se reconnaissent à des symptômes dont la connaissance est du ressort de la médecine.

Le médecin est donc le seul juge compétent qui peut décider, en dernier ressort, si tel ou tel acte incriminé en justice est le produit de la passion ou la conséquence d'une maladie nerveuse qui trouble et pervertit d'une manière permanente ou transitoire les facultés intellectuelles et affectives, et qui, à certaines périodes d'évolution du mal, fait éclater des tendances malfaisantes irrésistibles.

Pour atteindre son but, il ne s'en tiendra pas exclusivement à l'examen isolé de l'acte incriminé. Il l'étudiera dans ses rapports avec la nature de l'individu, avec ses antécédents, ses habitudes antérieures, avec les différents troubles de l'organisme dont il lui sera possible de saisir l'origine, la marche et le développement. Il se gardera surtout d'isoler l'inculpé de sa famille, du milieu social où il a vécu, ces dernières circonstances pouvant aider puissamment à démontrer les influences fatales exercées par la contagion de l'exemple et par l'hérédité.

Dans nos considérations préliminaires, nous avons laissé entrevoir que la moralité connue de l'aliéné, que son instruction, ses bons sentiments antérieurs ne peuvent rien contre les transformations fatales que la maladie amène dans la nature des idées et des actes.

Elles s'accomplissent chez tous de la même manière, par voie pathogénique. Elles produisent les mêmes troubles, les mêmes perversions dans la sphère des idées et des actes, de telle sorte qu'étant donné un crime d'une nature déterminée, avec la connaissance exacte des circonstances qui l'ont précédé, accompagné et suivi, avec la description sommaire de l'état physique et moral de l'inculpé, il est possible, dans bien des cas, de remonter à l'origine pathologique de l'acte et de spécifier à quelle variété d'aliénation appartient celui qui l'a commis.

On peut objecter que tous les aliénés indistinctement, quelle que soit la catégorie à laquelle ils appartiennent, commettent des actes dangereux, et que l'homicide, par exemple, n'est pas le symptôme exclusif de telle ou telle variété de folie.

Cela n'est vrai que dans une certaine mesure. L'expérience nous apprend en effet qu'à chaque variété de folie reviennent en propre des actes qui en forment la caractéristique essentielle.

Et quand bien même cette règle aurait des exceptions, encore est-il permis d'affirmer que, dans la perpétration des actes, il existe une grande différence selon que l'aliéné appartient à telle ou telle catégorie de maladies mentales. L'épileptique, l'alcoolisé, l'halluciné, pour citer des exemples, ne tuent pas à la manière du délirant par persécutions. Dans un cas, l'acte est impulsif, automatique; dans l'autre il est accompli avec calcul et une certaine préméditation. Les actes instinctifs, pervers, de l'aliéné au type héréditaire n'ont aucune analogie avec ceux de telle ou telle autre catégorie d'aliénés.

Ces considérations me dispensent pour l'instant de donner la définition de la folie, qui est bien moins une maladie *sui generis* que l'expression symptomatique d'un certain nombre de perturbations caractéristiques du système nerveux, qui toutes aboutissent au résultat d'enlever à l'être humain la possibilité d'agir avec discernement et dans la plénitude de sa liberté morale.

Si la folie n'est qu'un terme générique, si elle ne constitue pas une entité pathologique distincte, à plus forte raison en est-il ainsi des diverses monomanies, qui ne sont que les symptômes d'une affection principale dont le médecin expert doit faire ressortir l'existence, s'il veut porter la conviction dans l'esprit des juges.

Les définitions les plus récentes de la folie d'après les médecins, les philosophes, les jurisconsultes, s'accordent toutes à dire que les aliénés (car il n'y a pas qu'un aliéné, mais plusieurs catégories d'aliénés) sont des êtres souffrants, malades, privés de liberté et conséquemment irresponsables.

C'est là une vérité fondamentale également acceptée en médecine et en jurisprudence.

Ce qui l'est moins pour cette dernière science, c'est le grand fait pathologique en vertu duquel il n'est pas nécessaire que les aliénés en arrivent au dernier degré de la déchéance intellectuelle pour être incapables, à un moment donné, de faire usage de leur liberté morale.

L'expérience nous apprend en effet que tel ou tel acte nuisible se commet ordinairement à une certaine évolution du mal, et peut être suivi d'une longue phase de rémission. C'est là une situation très-perplexe pour les aliénés dont les actes n'offrent pas alor aux magistrats les véritables caractères de la folie.

La situation n'est pas moins embarrassante pour les médecins qui désespèrent, non sans raison, de faire accepter par les tribunaux les conséquences physiologiques de l'état de souffrance de l'organisme connues sous les noms de rémittences, d'intermittences, de circularité, et qui sont propres à la pathologie du système nerveux.

Comment en effet persuader aux magistrats qu'un inculpé qui, au moment de sa mise en jugement est parfaitement lucide et qui cependant prétend n'avoir aucun souvenir de l'acte qui lui est reproché, soit un aliéné (1)?

Comment espérer sauver cet autre qui regrette de n'avoir pas réussi dans ses tentatives criminelles, et dit n'attendre qu'une occasion plus favorable pour recommencer à nouveau (2) ? Sans doute, aux yeux des médecins, ce sont peut-être là déjà des aliénés qui ont accompli les actes pour lesquels ils sont incriminés dans une certaine période d'évolution de leur maladie; mais, aux yeux des magistrats, ils ne peuvent que passer pour des criminels de la plus dangereuse espèce.

De là, sans aucun doute, la cause de l'hésitation des tribunaux ainsi que l'origine de difficultés faciles à comprendre pour le médecin expert; mais s'ensuit-il que sa compétence doive être mise en suspicion et son jugement être considéré comme le résultat de la tendance naturelle aux hommes de l'art, accusés, bien à tort, de voir des aliénés dans tous les individus traduits en justice? Est-il même juste de dire que « tant que la médecine mentale ne sera pas arrivée au terme de ses évolutions et de ses recherches, qu'elle ne sera pas reposée dans la certitude, on ne devra pas se promettre de voir les tribunaux lui faire le sacrifice de leurs doutes et de leurs hésitations » (3)?

Mais, la médecine mentale n'est qu'une partie de la médecine générale et, à ce titre, elle participe au même mouvement. Comme toutes les sciences d'observation, son progrès est inséparable de l'activité inhérente à l'esprit humain qui ne s'arrête jamais dans ses évolutions et dans ses recherches. D'ailleurs, il est des vérités acquises qui sont le fruit d'une longue observation et qu'il est dangereux, dans l'intérêt des aliénés aussi bien que de la justice, de remettre perpétuellement en cause.

Enfin, dans les cas difficiles et obscurs (et qui pourrait nier qu'il ne

(1) Les épileptiques.
(2) Certains délirants par persécution.
(3) SACASE, ouvr. cit.

s'en présente plus d'un dans ce genre), les motifs de nos convictions ne reposent pas exclusivement sur une expérience récente et facilement vulnérable. L'histoire de la médecine légale des aliénés, quoique nouvelle à certains points de vue scientifiques, se rattache dans son ensemble aux doctrines des grands maîtres de l'antiquité, et la jurisprudence romaine a projeté de vives lumières sur les points essentiels de la science qui nous occupe.

L'aliéné n'est donc pas un être de fantaisie dont il nous a plu de définir les caractères en nous plaçant au point de vue d'une théorie personnelle ou exclusive, et qui n'aurait pas l'assentiment de nombre de savants observateurs.

L'aliéné a existé à toutes les époques avec les caractères qui le constituent essentiellement, et qui en font un être malade et irresponsable. Sous ce rapport, les arrêts de la jurisprudence ne datent pas d'aujourd'hui, et nous aurons maintes occasions de nous appuyer sur leur autorité.

C'est là ce qu'a parfaitement compris l'éminent magistrat auquel nous avons emprunté l'objection ci-dessus relatée, puisqu'il convient lui-même que la réserve des tribunaux, sage et louable en général, a été peut-être sur quelques points poussée au delà des limites raisonnables, et il ajoute : « S'il est vrai que l'histoire des maladies mentales s'écrit chaque jour sous nos yeux, et s'il y a dans cette situation d'une théorie qui se fonde et s'élabore un motif péremptoire de défiance qui suspend les convictions, il n'en est pas moins vrai aussi que des solutions fondamentales ont déjà, par leur certitude, conquis le rang de vérités scientifiques, et que la jurisprudence des tribunaux ne pourrait désormais les rejeter qu'en obéissant à un scrupule, ce semble, exagéré et tout à fait inopportun. » (Sacase, *ouvr. cit.*, p. 13.)

De toutes ces considérations se déduit naturellement le plan de cet ouvrage. Nous le diviserons en trois parties ou sections principales : *Partie historique; partie médicale et juridique; partie des applications légales.*

I. Historique. — De la folie et de la jurisprudence des aliénés dans l'antiquité. — Moyen âge. — Épidémies intellectuelles. — Des formes prédominantes des maladies mentales selon les époques et les civilisations, etc.

II. Expertises médicales et jurisprudence, ou Des actes justiciables des tribunaux dans leurs rapports avec la situation mentale des inculpés.

III. APPLICATIONS LÉGALES. — Interdiction. — De la jurisprudence en matière testa-
mentaire. — Tutelle. — Séquestration. — Responsabilité civile des aliénés. —
Responsabilité médicale. — Loi de 1838. — Son évolution étudiée au point de vue
des progrès de la science et de l'adoucissement de la pénalité. — Examen critique
de la loi. — Avenir de la situation.

PREMIÈRE PARTIE.

HISTORIQUE.

CHAPITRE PREMIER.

De l'état de la science mentale et de la pénalité concernant les aliénés dans les temps antérieurs a l'époque hippocratique.

Nous passons rapidement sur les temps antérieurs à l'époque hippocratique. Il nous suffit de savoir que chez les nations orientales, la folie était regardée comme une espèce d'inspiration supérieure, comme la possession d'une intelligence humaine par une influence divine.

On comprend assez combien cette opinion, favorable, il faut bien l'avouer, à la sécurité des aliénés, était contraire par son principe même à toute étude scientifique du phénomène *folie*, simple dépendance, non plus de la nature immuable des êtres, mais de la volonté arbitraire d'une puissance supérieure à l'homme. Sous l'empire de ces croyances, le fou était un objet de respect, et il s'agissait moins de le guérir que de l'entourer de vénération et d'en faire comme un intermédiaire entre l'homme et la Divinité irritée. La thérapeutique même de ces temps primitifs ne pouvait donc, quant à ce qui regarde les aliénés, consister que dans l'emploi des moyens surnaturels, ou dans l'intervention d'un traitement exclusivement moral. La médecine des Égyptiens et des Hébreux nous renseigne suffisamment à cet égard.

Ces simples réflexions démontrent qu'il ne pouvait venir à l'idée d'aucune juridiction criminelle, fût-elle fondée sur une civilisation avancée, de faire supporter aux aliénés les conséquences de leur folie.

Toutefois, en l'absence de toute notion scientifique relative aux causes de la folie, à la nature et à la marche de cette maladie, il était nécessaire, pour que cette dernière fût reconnue, qu'elle se manifestât par des signes que le vulgaire était capable d'apprécier. Nous voyons dans les Livres saints un exemple frappant de cette sorte de diagnostic populaire, et nous pouvons constater l'espèce d'immunité dont jouissaient les individus soupçonnés d'avoir perdu la raison.

« Pour éviter la colère de Saül, David avait cherché un refuge chez le roi Achis. Mais les officiers du roi lui dirent: N'est-ce pas là ce David qui est comme roi dans son pays? N'est-ce pas pour lui qu'on a chanté dans les danses publiques: Saül en a tué mille et David dix mille? David fut frappé de ces paroles jusqu'au cœur, et il commença à craindre excessivement Achis, roi de Geth. C'est pourquoi il se contrefit le visage devant les Philistins: il se laissait tomber entre leurs mains; il se heurtait le visage contre les poteaux de la porte et sa salive découlait sur sa barbe. Achis dit alors à ses officiers: Vous voyez bien que cet homme est fou; pourquoi me l'avez-vous amené? Est-ce que nous n'avons pas assez de fous sans nous conduire celui-ci, afin qu'il fasse des folies en ma présence? Devait-on laisser entrer un tel homme chez moi (1)? »

Cet exemple est une preuve de ce que prétend Carus dans sa **Psychologie**, que la folie avait déjà des genres caractérisés et qu'on reconnaissait cette maladie à certains signes. Ces signes ne reposaient, il est vrai, sur aucune notion scientifique bien définie, mais ils pouvaient suffire pour sauvegarder dans certains cas l'irresponsabilité des aliénés. Nous disons dans certains cas, parce que nous sommes loin de regarder comme un élément de sécurité cette espèce d'appréciation vague, instinctive, pour ainsi dire, qui fait que les plus ignorants reconnaissent parfois l'existence de la folie. Sans doute, il est des folies, des égarements de la raison dont le diagnostic tombe sous le bon sens public; mais il en est d'autres qui ne peuvent être reconnus qu'à l'aide d'observations recueillies d'après des notions scientifiques exactes. Dans le premier cas, le diagnostic est instinctif; dans le second, il est scientifique.

C'est grâce à ce sentiment instinctif que, chez les Orientaux, l'aliéné rentrait dans la catégorie des êtres que la Divinité couvrait de sa protection. Encore était-il nécessaire que les actes commis par ces aliénés fussent en rapport avec l'idée que le peuple se faisait de la folie. Quant aux phénomènes intimes de cette maladie, ils échapperont toujours à ceux qui n'en ont pas fait une étude spéciale.

Chez les nations où n'existe pas la croyance que les fous sont des

____

(1) *Liv. des Rois*, chap. xx, 10, 11, 12, 13, 14, 15.

inspirés, des favoris de la divinité, c'est encore instinctivement que
se formule dans le peuple l'appréciation de la folie d'un individu.
Le bon sens du public se pose une règle de diagnostic à peu près
infaillible pour certains cas déterminés. Un homme se présente qui
commet des actes contraires au bon sens, à la plus simple raison :
c'est un fou. Il se livre à des excentricités de toutes sortes, il viole
sans motifs valables les usages établis; il se met en hostilité complète
avec les règles de la prudence la plus vulgaire; il sacrifie à des raisons
ridicules, insensées, les intérêts les plus chers de sa famille et les siens
propres : c'est un fou. Il divague sur les choses les plus usuelles de la
vie et joint à ses discours incohérents des actes de nature excentrique,
désordonnée, dangereuse : c'est un fou, toujours un fou... Ces appréciations ont leur côté vrai, cela est incontestable. Mais, encore une
fois, comme elles ne reposent pas sur une base scientifique, comme
au contraire, elles se déduisent souvent de croyances erronées, elles
n'ont pu sauvegarder dans tous les temps, dans tous les lieux et à
toutes les époques historiques les intérêts des aliénés.

Au moyen âge, par exemple, les croyances qui chez les peuples
orientaux attribuaient la folie à une influence surnaturelle, furent
précisément la cause de la proscription de ces malheureux. Ces
influences étaient alors également rapportées à une cause surnaturelle; mais comme cette cause était la possession démoniaque, les
esprits tendaient invariablement à regarder l'aliéné comme un être
nuisible, dangereux, malfaisant. Les conséquences au point de vue de
la pénalité sont faciles à prévoir. L'aliéné devait expier et il expiait en
réalité dans les tortures et sur le bûcher ses prétendus crimes de
sorcellerie et de démonolâtrie.

On voit par ces simples considérations que le progrès de la médecine légale des aliénés est invariablement lié à la notion scientifique
de la folie. Tant que cette maladie a été regardée comme le résultat
d'une influence surnaturelle de bonne ou de mauvaise nature, il a été
impossible de la faire rentrer dans le cadre de la nosologie, et les
médecins ne pouvaient être mis en demeure de se prononcer devant
les tribunaux sur la validité des actes commis par les aliénés.

A l'époque où l'on considérait ces actes comme étant le produit
d'une influence satanique, ils étaient presque toujours atteints par
une pénalité d'autant plus excessive que le niveau des connaissances
était moindre, les préjugés plus dominants, ou que le législateur avait
cru devoir poursuivre par des peines redoutables certains crimes
réputés extraordinaires. Or, l'expérience de chaque jour nous apprend

que les crimes les plus extraordinaires sont précisément commis par
les aliénés, et que les actes les plus instinctivement pervers sont
pareillement, dans quelques variétés spéciales de folie, les produits
de leur état maladif. Il serait bien difficile de calculer le nombre des
aliénés qui, à toutes les époques de l'humanité, sont devenus les victimes des causes que nous alléguons. Au reste, comme tous ces faits
doivent recevoir leurs preuves confirmatives dans le développement
des études historiques qui font le sujet de cette première partie, je ne
m'y arrêterai pas davantage pour l'instant. Il me suffit d'avoir fait
entrevoir que l'étude de la médecine légale des aliénés doit marcher
de pair avec l'étude des progrès de la raison humaine et avec la connaissance de la jurisprudence chez les différents peuples, dans ses
relations avec leurs mœurs, leurs habitudes, leurs croyances et le
degré de leur civilisation. Il importe aussi de ne pas négliger l'étude
des causes de l'ordre physique et de l'ordre moral qui président au
développement d'une aussi triste maladie, et dont l'activité, différente selon les temps, les milieux et les époques, a amené ces étranges
bouleversements des esprits désignés sous le nom d'*épidémies intellectuelles.*

C'est pour atteindre ce double but que, pour chacune des périodes
historiques dont il sera fait mention, nous donnerons quelques détails
sur la législation et la jurisprudence criminelle des différents peuples.
La nature de ces études comporte les développements que nous indi-
quons, car notre rôle de médecin légiste nous amène de toute nécessité
sur le terrain de la jurisprudence et de l'histoire.

**Législation des Hébreux. Influence qu'elle a exercée sur la jurisprudence
des nations chrétiennes.**

Les lois de Moïse sont dures comme le peuple rude et grossier
qu'elles étaient destinées à contenir; mais, comme le fait très-bien
observer M. Loiseleur dans son excellent ouvrage, *Des crimes et des
peines dans l'antiquité et dans les temps modernes* : « On y sent circuler un
souffle de charité précurseur de la loi nouvelle. Elles prodiguent la
peine capitale, mais elles défendent les faibles, elles protègent l'esclave, elles entourent la femme de respect. Au point de vue de la saine
distribution de la justice et du respect des droits de la personne
humaine, elles l'emportent de beaucoup sur toutes les autres législations de l'antiquité. Sans se séparer absolument des idées primitives
communes alors à tous les peuples, elles cherchent du moins à les

tempérer dans ce qu'elles ont de contraire à l'ordre social et à l'humanité..... La torture n'est jamais mentionnée (1). »

Cette absence de la torture était un grand élément de sécurité, non-seulement pour les prévenus en général, mais pour les aliénés en particulier. En effet, la nature de leur maladie les porte à faire les aveux de crimes qu'ils n'ont pas commis, et à montrer une obstination invincible lorsqu'il s'agit de les faire renoncer aux idées délirantes systématiques qui subjuguent leur esprit. Cela se remarque particulièrement chez les hallucinés et chez les délirants par persécution. Aux temps où la torture était en vigueur (et son abolition est de date pour ainsi dire récente), rien n'était si facile, par exemple, que de faire avouer aux aliénés leurs prétendus crimes de sorcellerie et de démonolâtrie. Ils entraient à ce sujet dans des détails qui effrayaient les juges et les portaient à aggraver les peines encourues aux termes de la loi, sans compter qu'une foule d'innocents se trouvaient compromis par les aveux des aliénés. Ceux-ci, et les délirants par persécution surtout, ont en effet une tendance particulière à attribuer les maux réels ou imaginaires qu'il endurent à des personnes complétement innocentes. Quand ils n'accusent pas les personnes, ils accusent les choses et s'en prennent aux agents du monde physique ou social, tels que le magnétisme, l'électricité à distance, la police. A des époques qui ne sont pas loin de nous, les puissances occultes jouaient un grand rôle dans les aveux des aliénés, et il n'est pas rare encore aujourd'hui d'en rencontrer un certain nombre dont le délire a pour base systématique la croyance aux maléfices exercés par les sorciers ou par les esprits infernaux.

On peut dire sans exagération, que l'emploi de la torture a été le plus grand obstacle aux progrès de la médecine légale, je ne parle pas seulement des aliénés, mais des prévenus en général. L'intervention médicale était complétement inutile dans tous les cas où les juges croyaient pouvoir, moyennant l'application à la torture, arracher aux coupables l'aveu de leurs crimes. Il en résulte que plus la pénalité tendra à s'adoucir et plus la science aura le droit de s'immiscer dans l'appréciation des mobiles qui dictent les actes humains. L'avenir de la médecine des aliénés est invariablement lié aux progrès de la raison humaine et à l'avancement de la science aussi bien qu'à l'adoucissement de la pénalité.

---

(1) LOISELEUR, bibliothécaire de la ville d'Orléans, *Les crimes et les peines dans l'antiquité et dans les temps modernes*, Introd., p. 7. Paris, 1863.

Dans la loi mosaïque, ainsi que cela se voit du reste dans les législations écrites ou traditionnelles des peuples primitifs, l'idée de justice n'était point séparée de l'idée de vengeance. C'est l'offensé qui tire lui-même, quand il le peut, satisfaction de son offense (1). Vie pour vie, œil pour œil, dent pour dent, main pour main, pied pour pied, brûlure pour brûlure, plaie pour plaie, meurtrissure pour meurtrissure (2). Telles sont les prescriptions de la loi. Il est inutile d'insister sur ce que ces prescriptions, prises à la lettre par les rabbins, ont eu de fatal aux aliénés, non-seulement chez les Hébreux et les Orientaux, mais chez tous les peuples d'origine germanique qui ont hérité des mêmes traditions. Il est dans la nature des aliénés de réagir violemment contre le monde extérieur, et l'observation journalière nous apprend que c'est par des actes agressifs que se manifeste le plus ordinairement le délire de ces malades.

Il est vrai d'ajouter que la loi mosaïque adoucit la peine du talion en ouvrant des asiles aux meurtriers. Si le meurtre était jugé involontaire, l'égide tutélaire du grand prêtre et l'inviolabilité de la ville d'asile protégeaient les jours de son auteur. Mais l'assassin *convaincu de préméditation* était immédiatement livré aux parents de la victime. Nous insistons sur cette dernière disposition, parce que nous aurons maintes occasions de voir que le fait de la préméditation appliqué aux actes des aliénés a causé plus d'une erreur judiciaire. Disons d'avance que les actes des aliénés peuvent être classés dans deux catégories spéciales. Dans la première, nous observons des actes impulsifs, spontanés, automatiques, pour ainsi dire et nullement prémédités. Dans la deuxième, nous nous trouvons en face d'actes prémédités de longue main et exécutés souvent avec le sang-froid, l'astuce et l'absence de remords que l'on remarque chez les grands criminels.

Si nous examinons maintenant l'influence que l'esprit de la loi mosaïque a exercée sur la législation des nations chrétiennes, nous remarquerons que cette influence a été considérable, mais non pas absolue, et cela pour des raisons qui vont être données dans un instant.

L'auteur des *Crimes et des peines dans l'antiquité* fait observer avec justesse que les institutions mosaïques ont exercé une influence notable sur la jurisprudence criminelle du moyen âge et de l'ère moderne. « L'Écriture était très-souvent invoquée comme autorité infaillible par

(1) Loiseleur, *ouvr. cit.*, p. 8.
(2) *Exode*, chap. XIV, v. 23, 24.

les juges et les légistes. Dans les causes relatives aux attentats contre la religion ou les mœurs, dans les procès faits aux blasphémateurs et aux sorciers, un texte du *Lévitique* ou des *Nombres*, invoqué à propos, et souvent hors de propos, tranchait d'ordinaire toutes les difficultés et emportait la décision..... C'est sur le texte du *Lévitique* qui condamne à être exterminé du milieu de son peuple l'homme qui se détourne de Dieu pour aller consulter les magiciens et les devins, que se fonda la jurisprudence des cours de chrétienté qui condamnait au feu les sorciers et leurs adeptes (1)... »

Mais si l'influence exercée par l'esprit de la loi mosaïque, sur la législation du moyen âge surtout, a été considérable, nous avons déjà émis l'idée qu'elle n'a pas été absolue. Tous les auteurs qui se sont occupés de la philosophie de la pénalité s'accordent à dire que le génie hébreu diffère trop essentiellement de celui des peuples latins et germaniques pour que la fusion des lois qui régirent les deux races ait pu être durable et profonde. Nous en aurons la preuve dans l'exposé des doctrines qui ont régi l'étude juridique de l'aliénation chez les Romains.

CHAPITRE II.

PÉRIODE HIPPOCRATIQUE. L'ALIÉNATION CONSIDÉRÉE COMME UNE MALADIE
DEVANT RENTRER DANS LE CADRE NOSOLOGIQUE.

L'examen des œuvres d'Hippocrate et des célèbres médecins de l'antiquité qui se sont occupés de la folie, Galien, Arétée, Celse, Cælius Aurelianus, nous fait passer presque sans transition, de la région des faits surnaturels dans celle des faits ordinaires qui relèvent de l'observation médicale. On doit les interpréter naturellement, c'est-à-dire d'après les lois qui régissent l'économie humaine. La folie n'est pas soustraite à ces lois; c'est une affection corporelle : *corporis affectus.*

Si l'on remonte aux temps antérieurs à l'époque hippocratique, on observe, il est vrai, chez le peuple grec une tendance à rapporter

(1) *Les crimes et les peines dans l'antiquité et les temps modernes*, p. 11 et 13.

à une influence surnaturelle les phénomènes qui constituent la folie. Cette croyance au surnaturalisme était universelle en Orient, ainsi que nous l'avons dit, et il n'y a pas lieu de nous étonner de voir la race hellénique plus ou moins imbue des mêmes préjugés. Seulement, le fou, dans l'antiquité grecque, n'est pas toujours le favori des dieux; il est plutôt l'objet de leur vengeance. Au reste, la première opinion n'avait rien d'absolu en Orient; la punition divine infligée à Saül et à Nabuchodonosor en est la preuve. Ajax, Oreste, Alcméon étaient pareillement considérés par les poëtes de la Grèce, comme les malheureuses victimes de la colère des dieux. Ainsi en était-il de Bellérophon qui errait tristement dans les campagnes d'Argos, dévorant son propre cœur et évitant les regards des humains :

Ipse suum cor edens hominum vestigia vitans.

Cependant, antérieurement à l'expédition des Argonautes, Mélampe guérissait au moyen de l'ellébore les filles du roi Prætus, dont les mugissements sauvages évoquent pour nous les souvenirs de certaines folies hystériques endémiques :

Prætides implerunt falsis mugitibus agros.

Malgré l'absence de notions bien positives sur la nature des aberrations d'esprit qui régnaient à cette époque, nous pouvons constater que l'aliénation affectait déjà des formes variées, et le caractère endémique de certaines folies ne saurait être contesté. Marcellus Sideta parle de la *lycanthropie* et de la *cynanthropie*. Il dit positivement que les individus atteints de ces vésanies parcouraient les lieux solitaires, hurlant à la manière des loups et des chiens, et profanant le séjour des morts. Cet auteur fixe même l'époque où cette singulière folie sévissait de préférence. C'est dans le mois de février que les Arcadiens y étaient particulièrement sujets, et cette affection, d'après le même médecin, avait quelque chose d'héréditaire. Polybe (*Hist.*, IV, 20, 21) loue les législateurs arcadiens de ce qu'ils ordonnaient l'emploi de la musique pour guérir les folies de ce genre. Les historiens mentionnent particulièrement la folie des Scythes qui s'imaginaient être changés en femmes (*melancholia Scytharum*). Enfin, le suicide épidémique des jeunes filles de Milet et les punitions légales dont il était l'objet de la part des magistrats, est un fait qui a pareillement son importance.

Au reste, il n'y a pas lieu de s'étonner si les premières notions re-

latives aux troubles de l'intelligence ont été puisées à la source des
folies épidémiques. Avant de pénétrer dans l'intimité des phénomènes
qui constituent un état maladif et d'étudier les lois qui les produisent,
l'esprit humain est d'abord frappé par les manifestations extérieures
et collectives de ces mêmes phénomènes. Le côté merveilleux des
choses le séduira bien plus que le côté réel et scientifique, et il est
nécessaire de se livrer à de longues recherches et à une observation
bien délicate et bien soutenue pour trouver les rapports qui unissent
chaque fait particulier au fait général, c'est-à-dire à la loi d'où ce fait
particulier dérive. Comme toutes les autres sciences, la médecine ne
s'est pas constituée par d'autres procédés, et il était réservé à Hippocrate, grâce à son génie observateur, de dégager l'idée de folie de
toutes les croyances superstitieuses qui en obscurcissaient l'origine,
pour arriver à déterminer et à fixer les véritables caractères pathologiques qui en font une maladie ordinaire (*corporis affectus*). De toutes
les maladies nerveuses, l'épilepsie était peut-être celle dont l'origine,
d'après les croyances populaires régnantes, se rattachait le plus particulièrement à l'intervention d'une puissance surnaturelle. On en avait
fait une maladie sacrée (*morbus sacer*).

Mais Hippocrate fait bonne justice de cette erreur : « Quant à la
maladie dont il s'agit, dit-il (l'épilepsie), *elle ne me paraît pas plus divine
que le reste*, mais elle a la nature qu'ont les autres maladies et la cause
dont chacune dérive. Cela [(la nature et la cause) est le divin d'où
provient le reste. Elle est curable..... Elle naît comme les autres par
hérédité. Si, en effet, d'un phlegmatique naît un phlegmatique, d'un
bilieux un bilieux, d'un phthisique un phthisique, où est l'obstacle
que la maladie (épileptique) dont le père et la mère sont affectés,
n'affecte aussi les enfants (1) ? »

Ces paroles sont significatives et ne peuvent laisser aucun doute sur
la direction qui, dans la saine antiquité, sera imprimée à l'étude des
maladies en général et des affections mentales en particulier. En tout
état de cause, il était nécessaire de connaître, quel était, au milieu
des manifestations délirantes d'un aliéné, l'organe affecté. La réponse
est claire, précise, catégorique : « cet organe c'est le cerveau. Il
faut savoir, en effet, que d'une part, les joies, les plaisirs, les ris, les
jeux; d'autre part, les chagrins, les peines, les mécontentements et
les plaintes, ne nous viennent que de là (le cerveau). C'est par là que

____

(1) HIPPOCRATE, *De la maladie sacrée*. (Traduction de Littré.)

nous pensons, comprenons, voyons, entendons, que nous connaissons le laid et le beau, le mal et le bien, l'agréable et le désagréable... C'est encore par là que nous sommes fous, que nous délirons, que les craintes et les terreurs nous assiégent, soit la nuit, soit après la venue du jour. »

Galien est sous ce rapport de l'avis d'Hippocrate ; il est même plus explicite sur la manière dont le cerveau peut être affecté. « Il faut, dit-il, distinguer les signes propres que les anciens appelaient *primaires*, des signes *sympathiques* ou *secondaires*..... Sans doute lorsque, dans l'ivresse, la pensée se trouble, personne ne dira que le cerveau est sous le poids d'un travail primaire, bien qu'on ne puisse prévoir qu'il n'est alors le siége d'aucune affection ; car pour que ses fonctions soient dérangées, il faut bien que l'appareil qui y préside le soit lui-même. Lorsque dans une pleurésie ou une pneumonie, il survient du délire, personne ne dira qu'il dépend d'un état morbide de la plèvre et du poumon ; tous les médecins s'accordent à dire qu'alors cette *partie dans laquelle réside la faculté de penser est affectée par sympathie*. Tous, au contraire, reconnaissent que dans la léthargie ou la frénésie, cet organe n'est pas pris par *consensus*, mais par affectation première. *Il est de la plus haute importance de distinguer* les affections primitives de celles par *consensus*. »

C'est au point de vue des applications thérapeutiques que Galien insiste sur cette haute importance ; mais nous ne pensons pas donner à ce précepte un sens exagéré en affirmant que sa valeur n'est pas moindre en médecine légale des aliénés.

Oui, répéterons-nous, il est de la plus haute importance de bien distinguer les affections primitives de celles par *consensus*. La raison en est évidente. L'expérience nous apprend, en effet, que les actes des aliénés diffèrent essentiellement selon que le cerveau est affecté primitivement, idiopathiquement (dans sa nature propre), ou selon qu'il est affecté sympathiquement ; en d'autres termes, selon que le cerveau est un organe sympathisant ou sympathisé.

Galien se pose plusieurs questions bien difficiles à résoudre ; il en est qui soulèvent les problèmes pathogéniques les plus ardus, il en est d'autres qui touchent au principe spirituel de notre être. C'est un intéressant sujet d'étude de voir comment ces grands maîtres, profondément spiritualistes, traitent la question des rapports de l'âme pensante, de l'intelligence, avec l'état de souffrance des organes.

On observe, dit Galien, des délires qui sont fugaces, transitoires ; il en est d'autres qui deviennent chroniques, permanents, quoique la cause qui les a produits soit disparue. Comment se guidera l'opinion du médecin dans ces cas difficiles? A quoi reconnaîtra-t-il qu'il y a folie? Que dire de l'opinion des philosophes dont les uns croient que la faculté de penser n'est que résidente en nous et inaltérable dans son essence, tandis que les autres pensent que le principe de cette faculté est une portion matérielle du corps? Or, voici la manière dont s'exprime le grand médecin de Pergame, et l'on devra avouer que, eu égard aux connaissances physiologiques de l'époque, il était impossible de pousser plus loin la connaissance des maladies du cerveau.

« Le cerveau étant lésé par sympathie, si le siége de l'affection primitive est guéri avant que l'organe de la pensée ait eu le *temps de subir une modification particulière*, il n'y reste bientôt rien.

» Lorsqu'un homme après avoir veillé et déliré pendant un accès de fièvre dort et raisonne bien au déclin de l'accès, on peut penser que le cerveau n'est le siége d'*aucun travail spécial*.

» Mais une affection doit paraître d'autant plus propre à l'organe qui en est le foyer, qu'elle est plus permanente. Par exemple :

» Si à l'occasion d'une fluxion de poitrine il survient un délire constant, pensez *que la tête est devenue le siége d'une affection tellement propre qu'elle peut survivre à la guérison de la maladie de poitrine*.

» Cette recherche du lieu principalement malade est d'une grande importance pour tous les organes, mais surtout pour les affections cérébrales.

» Il ne peut être d'une aussi grande utilité de savoir si cet appareil lui-même, ou bien ses membranes sont affectés, car dans l'un et dans l'autre cas, les mêmes moyens doivent être mis en usage et dirigés vers le même but.

» Il convient cependant d'accorder une grande attention à la nature de l'affection.

» Le délire est un accident de l'organe sous la dépendance duquel est la pensée.

» Il en est de même du coma et de l'assoupissement qui ne reconnaissent assurément pas la même cause.

» Mais ces accidents peuvent se succéder ou alterner par position de voisinage ou de communauté d'action des organes.

» *Chaque affection a ses signes propres qui se puisent dans les fonctions mêmes du lieu malade et dans les modifications qu'elles éprouvent*.

» C'est sur l'estimation de chacun de ces signes que s'établit le *jugement* du médecin.

» Les affections du cerveau se décèlent avec toutes leurs variétés par le *genre de lésions des fonctions cérébrales*, le sommeil, les veilles, les rêves, les convulsions, le délire, les tremblements, une douleur de tête, une surdité subite. »

Quant à la grande question de psychologie posée par les philosophes, voici comment s'exprime Galien :

« S'il est difficile de juger cette question, au moins est-il permis de dire par expérience que lorsque le trépan est mis en usage, et que l'on comprime le cerveau, le patient perd à l'instant tout sentiment et tout mouvement. Si une inflammation se développe dans cet organe, on voit parfois survenir les mêmes accidents et surtout la *lésion de la pensée*.

» Des coups à cette même partie peuvent amener le carus ou l'assoupissement. Tout violent travail morbide dans le voisinage du cerveau peut causer du trouble *dans l'exercice de la pensée*.

» Il faudrait d'abord savoir en quelle partie de cet organe est le siége de l'intelligence.

» Si l'on connaissait l'état physiologique du cerveau, on trouverait souvent dans son état pathologique, et le lieu malade et le genre de maladie ; quant à nous, nous pensons, qu'il est à la fois le foyer des mouvements volontaires, du sentiment, de l'intelligence et de la mémoire. » (GALIEN, *In prorrhet. comment.*, traduction de M. le docteur TRÉLAT.)

On peut regretter avec M. Trélat, qui, dans ses *Recherches historiques sur la folie*, a mis en relief tant de vérités importantes sur les connaissances des anciens en pathologie cérébrale, que les grands maîtres de l'antiquité, sans excepter Hippocrate et Galien, aient fait jouer à la bile et aux humeurs un si grand rôle dans l'explication des phénomènes morbides de l'intelligence. Mais toujours est-il qu'ils en étaient arrivés à élucider le plus grave des problèmes qui puisse s'agiter, non-seulement en pathologie mentale, mais en médecine légale des aliénés, à savoir que la folie n'est ni une erreur de l'intelligence, ni une passion, ni à plus forte raison une maladie de l'âme, mais le résultat d'un état de souffrance de l'organisme (*corporis affectus*).

C'est une maladie de longue durée (*spatium longiùs recipiens*), ordinairement sans fièvre (*absque febre*), qui ne compromet pas toujours l'existence (*vitam non impediens*) (Celse). Le siége du mal est le cerveau qui peut être affecté primitivement ou sympathiquement (*per consensus*).

L'intervention des dieux n'est pour rien dans les manifestations délirantes des malades, car la folie peut naître par toutes les causes qui amènent les autres maladies.

Cette maladie (la folie) a comme toutes les autres ses *phénomènes initiaux et ses signes propres qui se puisent dans les fonctions mêmes du lieu malade, et dans les modifications qu'elles éprouvent.*

Il y a donc un ensemble de symptômes corporels à l'aide desquels on peut diagnostiquer la folie ; mais il existe aussi un signe pathognomonique intellectuel par excellence, le délire. Toutefois, que l'on ne s'y méprenne pas : *si toute folie est un délire, tout délire n'est pas une folie.* Cet axiome est de la plus grande importance pour bien faire apprécier la valeur pathologique de certains actes incriminés en justice.

Lorsque l'étude de la folie ainsi que celle des autres maladies, exige autant de connaissances spéciales, il ne pouvait venir à l'idée de personne de nier la compétence des médecins et leur intervention à titre d'experts dans les causes juridiques. Nous allons en avoir la preuve dans un instant, à propos de la grande question posée par les Abdéritains de savoir si Démocrite était ou n'était pas aliéné. Hippocrate seul pouvait être juge en pareille matière, et l'opinion le désignait naturellement pour remplir cette mission. Les attaques dirigées de nos jours contre la compétence des médecins reposent sur des notions bien fausses que l'on s'est faites dans ces derniers temps touchant la nature de la folie. Nous reviendrons de toute nécessité sur ce sujet important. Je tiens seulement à terminer ces considérations sur les connaissances médicales des anciens en aliénation par quelques détails sur leur classification des maladies mentales.

CHAPITRE III.

DES MALADIES MENTALES.

Éléments de classification chez les anciens.

Les maladies avec prédominance d'exaltation nerveuse, exaltation des facultés de l'entendement, délire général, constituaient une classe désignée sous le nom de *manie*. Au contraire, les troubles caractérisés par la dépression et l'affaiblissement des forces, par la concentration douloureuse de l'esprit sur un point déterminé (*animi angor in unâ cogitatione defixus et adhærens*), par l'absence de fureur et de fièvre, ces troubles, dis-je, appartenaient à la *mélancolie*.

La manie et la mélancolie sont donc chez les anciens les formes qui encore servent aujourd'hui de base à la classification des modernes; mais tout nous porte à croire que les anciens connaissaient parfaitement les aliénés désignés sous les noms de *délirants par persécution, monomanes*, qui, dans les temps modernes, ont été le sujet de tant de contestations entre les magistrats et les médecins.

« Les mélancoliques, dit Arétée, ont plusieurs sortes de délire. Ils craignent que l'on ne veuille leur donner du poison, ou bien, pris de haine pour les hommes, ils fuient dans la solitude, s'adonnent superstitieusement aux pratiques religieuses, et prennent la vie et la lumière en horreur. Leurs sens et leur esprit acquièrent parfois un redoublement de finesse et de pénétration. Ils deviennent soupçonneux et d'une habileté extrême à voir partout des dispositions nuisibles. Si parfois ils éprouvent quelque relâche à de pareilles angoisses, ils se livrent à une hilarité immodérée, à de véritables emportements de joie qui les jettent dans la fureur. »

Cette transition de l'état de profonde mélancolie à l'état de fureur avait fait penser à Arétée que la mélancolie pouvait bien n'être que le commencement et une des phases de la manie (μανίης αρχη και Μηρος). Cette remarque est d'une justesse profonde. Il est une foule d'aliénés dont l'état d'excitation maniaque s'est primitivement traduite par l'état de dépression mélancolique. Ces deux formes n'ont du reste rien de permanent, rien de fixe et d'invariable; elles alternent chez le même sujet selon la nature et le progrès du mal. Elles sont de longue ou de courte durée. Dans certains cas, leur évolution est longue, progressive, dans d'autres elles éclatent avec la rapidité de la foudre. Il y a des maniaques violents, incoercibles, aux tendances dépravées, aux impulsions dangereuses, irrésistibles; il en est d'autres aux sentiments desquels il est possible jusqu'à un certain point de faire appel, et qui, dans certaines limites, écoutent la voix de la raison. Ce qui est dit ici de la manie peut également se rapporter à la mélancolie. Que sont donc ces deux formes, sinon des modalités diverses dans l'existence pathologique des aliénés, des symptômes dont personne ne niera l'importance au point de vue de la marche et de la terminaison de la maladie. Sans doute, il y a dans le cours de toutes les affections mentales des états maniaques (exaltation de l'intelligence, du sentiment, de la volonté, avec délire plus ou moins général);

il existe pareillement des états mélancoliques (dépression des mêmes facultés). Mais de là à constituer, à l'aide de ces symptômes, des variétés fixes avec des caractères permanents, la distance est énorme.

Dans notre état social actuel, les aliénés sont partagés en deux classes distinctes. A la première, appartiennent les individus placés dans les asiles ; à la deuxième, ceux qui vivent dans le monde extérieur. Quant à ce qui regarde les premiers, il a déjà été établi, dans les considérations préliminaires, que leur folie étant légalement reconnue, ce n'est que dans des cas bien rares que la justice se trouve dans le cas d'intervenir. Ceci a lieu quand il s'agit de savoir si l'opinion des médecins s'est prononcée en connaissance de cause à leur égard, si l'on doit procéder à leur interdiction, ou s'il n'y aurait pas eu de l'arbitraire dans le fait de leur séquestration, etc.

Mais il est une autre classe bien plus nombreuse à laquelle s'appliquent les principes que nous chercherons à faire prévaloir comme règle de conduite dans l'appréciation des actes humains. C'est la classe des individus vivant dans la famille ou dans la société, et qui, avant d'être séquestrés commettent souvent des actes dont l'origine pathologique n'est pas toujours facile à constater. Chez beaucoup d'individus, la période d'incubation de la folie est parfois très-longue; le mal peut revenir par périodes, par accès. Ils ont des phases rémittentes et intermittentes dans lesquelles ils se présentent à l'observation avec les apparences de la raison. Souvent leur folie ne se signale que par des impulsions subites qu'ils ne peuvent maîtriser. Ce sont précisément les aliénés de cette catégorie qui offrent en justice des difficultés réelles, soit qu'il s'agisse de sévir contre leurs actes agressifs, soit qu'il y ait lieu de constater la validité de certains actes de la vie civile contractés dans cette période maladive, soit enfin qu'il y ait lieu de revenir sur des dispositions judiciaires une fois prises, telles que l'interdiction, la mise en tutelle, la séquestration, etc.

Les anciens n'avaient pas négligé ce côté si essentiel de la position des aliénés. Dès que la folie a été considérée par eux comme une maladie, elle avait ses périodes initiales, ses périodes de développement et de terminaison, favorables dans certaines circonstances, irrémédiables dans d'autres, ce qui constituait pour eux la démence. Ils ne cessent d'insister sur ce fait que c'est une maladie qui a un long temps d'évolution (*spatium longiùs recipiens*), qu'elle a des périodes de rémittence et d'intermittence, qu'il est des aliénés dont le délire revient par accès, par périodes; les uns n'ont pas de fièvre et les autres présentent une certaine exagération du pouls : *qui per circuitus insa-*

nium, in his arteriæ fortiter in cubito pulsant. (HIPPOCRATE, *Epid.* 2,
sect. V.)

Plus on relit les anciens et plus on reste convaincu qu'ils avaient
reconnu et signalé la plupart des délires propres aux aliénés, y compris la folie limitée à un certain nombre d'objets, et plus ou moins
improprement désignée de nos jours sous le nom de *monomanie.* Ils
connaissaient parfaitement ces aliénés qui, malgré leur folie, discu-
taient et raisonnaient de toutes choses, remplissaient des fonctions
publiques, occupaient des emplois, vaquaient en un mot à des travaux qui demandaient une certaine intelligence et que personne n'aurait soupçonné d'être aliénés, tant qu'on ne les avait pas mis sur la
voie de leur délire spécial ; mais, dans un moment donné, ces mêmes
individus se livraient à toutes les exagérations de leur folie, témoin
ce charpentier tant de fois cité par les auteurs, qui était un excellent
ouvrier tant qu'il travaillait chez lui ; il traitait alors fort raisonnable-
ment de ses ouvrages et de leur prix avec les architectes ; enfin, il
paraissait avoir toute son intelligence, aussi longtemps qu'il restait
sur le lieu et dans le cercle de ses occupations. « Mais, ajoute Arétée,
s'il allait sur la place publique, ou au bain, ou dans quelque autre
lieu, il soupirait d'abord profondément en disposant les instruments
de son état, puis en sortant rapprochait ses épaules avec une sorte
de frémissement, et finalement commençait à déraisonner et à éprouver des transports d'une agitation plus ou moins vive, lorsqu'il avait
perdu de vue son atelier..... S'il y retournait vivement, il revenait à
lui avec la même promptitude, tant il y avait de connexion, dit le
médecin de Cappadoce, et une sorte de parenté entre l'esprit de cet
homme et le lieu où il s'exerçait d'une certaine manière. »

Malgré la pénalité qui chez les Athéniens atteignait les suicides, les
médecins n'avaient pas manqué de signaler la folie suicide. « Il est,
en effet, dit Arétée, des individus qui ont des tendances irrésistibles
au meurtre volontaire. » Les transformations que subit le délire des
hypochondriaques, l'obstination de ces sortes de malades, la bizar-
rerie de leurs conceptions délirantes n'avaient pas davantage échappé
à la sagacité des grands maîtres de l'antiquité. « Quelques-uns ont en
tête certaines idées merveilleuses. L'un s'imagine être une bouteille
d'huile dont il craint la chute..... Un autre se croyant une motte de
terre, refuse de boire de crainte de se ramollir..... » Enfin, le phéno-
mènehallucinatoire, qui joue un si grand rôle dans la perpétration des
actes propres aux aliénés, est parfaitement indiqué par les médecins
de l'époque qui nous occupe. « Un bruit particulier, un bourdonne-

ment continuel, frappera leurs oreilles. Ils penseront entendre sans
relâche un concert de flûtes et de trompettes..... Ces hallucinations
ont lieu à un degré assez avancé de la maladie. »

La croyance de l'antiquité à un délire divin ne lui permettait pas,
a-t-on dit, de se rendre compte des hallucinations (1); mais nous avons
assez insisté sur la manière dont les médecins grecs comprenaient le
phénomène de la folie pour que cette objection n'ait aucune valeur.
D'ailleurs le bon sens de ces grands maîtres de l'art avait pénétré les
masses, et les poëtes ainsi que les historiens se sont rendus sous ce
rapport les interprètes de l'opinion. Plutarque met dans la bouche de
Cassius les plus admirables raisonnements pour lui prouver que l'apparition qui l'a troublé dans sa tente, la veille de la bataille de Phi-
lippes, n'est que le produit de ses énormes fatigues et de ses préoccupations politiques.

Horace, qui a fait une peinture si vive des aberrations de l'esprit
humain, raconte l'histoire de ce Grec qui se rendait seul au théâtre où
il croyait entendre des tragédies et qui applaudissait, lorsque la scène
était vide d'acteurs; il le peint comme un insensé. Or, n'est-ce pas là,
dit M. Sacase, l'histoire d'un halluciné? Ce poëte n'a-t-il pas encore
mis au rang des fous celui dont l'imagination troublée lui montre des
bois, des rivières, des rochers là où il n'y en a pas? Certes, il y a là
tous les caractères de l'hallucination (2).

Il est inutile d'entrer dans de plus amples détails pour prouver que
les anciens avaient de la folie une notion exacte. L'expertise attribuée
à Hippocrate et relative à la folie de Démocrite en est la preuve. Ce
curieux document historique soulève, à propos de médecine légale,
tant de questions importantes, que l'on me saura gré d'en faire ici une
étude spéciale.

CHAPITRE IV.

DE L'EXPERTISE ATTRIBUÉE A HIPPOCRATE CONCERNANT LA FOLIE DE DÉMO-
CRITE. ÉCOLE DES SOPHISTES GRECS. TENDANCE A ASSIMILER LA FOLIE
A L'ERREUR ET AUX PASSIONS.

On trouvera peut-être étrange que, pour faire mieux comprendre
les idées des anciens sur la nature de la folie, je m'appuie sur un docu-

(1) SACASE, *La folie considérée sous ses rapports avec la capacité civile*, p. 24.
(2) SACASE, *loc. cit.*, p. 24.

ment regardé comme apocryphe par les meilleurs critiques de notre époque (1). Mais voici les raisons qui m'ont guidé dans l'étude qu'on va lire. Le document concernant la folie de Démocrite se trouve dans les lettres, décrets et harangues qui font suite aux œuvres d'Hippocrate. Il est d'une antiquité incontestable, et l'esprit dans lequel il est écrit représente sous sa forme la plus vive le génie de l'école des sophistes grecs. Au milieu des vérités les plus brillantes se trouvent des erreurs qui ont traversé les siècles et qui entretiennent au sein de la génération contemporaine une foule d'opinions fausses sur la nature de la folie et même sur la véritable nature intellectuelle et morale de l'homme. Pour peu que l'on lise avec un esprit prévenu les arguments de l'auteur, il deviendra impossible de distinguer non-seulement la vérité de l'erreur, le bien du mal, les idées justes des idées fausses, mais encore la passion de la folie. Sous prétexte de défendre la raison de Démocrite mise en suspicion par les Abdéritains, le sophiste grec fait son procès à la raison collective de l'humanité. Démocrite n'est plus un fou : c'est tout au plus un misanthrope sublime, sinon le plus sage des hommes. Les rôles sont intervertis et ce sont les Abdéritains qui se trouvent être frappés de folie, et, dans leur personne, la société elle-même qui, par ses vices, par ses passions, par son ignorance, par ses mauvais instincts, par les idées fausses qui la dominent et qu'elle transmet aux générations qui suivent, nous donne la preuve incessante que la sagesse ne la guide pas dans le but d'activité qu'elle se propose.

A ce prix, il ne s'agit plus que de chercher la raison là où elle n'est pas, ou plutôt la folie est la maîtresse universelle, la reine du monde. La raison est un mot de convention qui s'applique aussi bien aux sages qu'aux fous, et pour peu qu'on presse l'argumentation, ces derniers se trouveront être souvent plus sages que ceux qui les taxent de folie. Je ne verrais aucun inconvénient à passer ce paradoxe à quelques esprits chagrins, faux ou misanthropiques. Mais, comme ici l'erreur côtoie trop souvent la vérité, il y aurait danger à laisser l'opinion glisser sur cette pente erronée. D'ailleurs la médecine légale des aliénés serait à tout jamais compromise, si nous ne pouvions fixer les règles à l'aide desquelles il est possible de distinguer la folie, c'est-à-dire l'absence de toute liberté morale, de l'erreur ou de la passion criminelle, qui n'enlèvent à l'homme ni la notion exacte du devoir et de la justice ni le pouvoir de se décider pour le bien ou pour le mal.

(1) On peut consulter à ce propos les raisons sur lesquelles s'appuie le savant traducteur des œuvres d'Hippocrate, M. Littré, t. I, p. 426 à 434.

Un autre motif m'a décidé à combattre les idées auxquelles je fais allusion. Ces idées ne sont pas seulement celles d'un monde qui préfère une critique facile à la recherche plus lente et plus ardue de la vérité, mais elles se sont reproduites dans ces derniers temps sous le patronage de savants dont la parole fait autorité. « Au premier abord, dit M. Leuret, en faisant ce livre (1), rien ne me semblait plus facile que de rédiger un chapitre sur la fausseté des idées. Leur caractère, dès qu'il serait évidemment absurde, devait, selon moi, être considéré comme un des éléments du délire ; mais à mesure que j'allais, des difficultés se présentaient en foule. Je me suis dit : avec du travail, je parviendrai peut-être à les surmonter. J'ai travaillé, et loin d'avancer, je me suis embarrassé davantage. Il ne m'a pas été possible, quoi que j'aie fait, de distinguer, par sa nature seule, *une idée folle d'une idée raisonnable.* J'ai cherché, soit à Charenton, soit à Bicêtre, soit à la Salpêtrière, l'idée qui me paraîtrait la plus folle ; puis, quand je la comparais à bon nombre de celles qui ont cours dans le monde, j'étais tout surpris et presque honteux de n'y pas voir de différence. En serait-il de même avec les savants ? Médecin, j'ai apporté comme objets de comparaison les théories humorales, le *strictum* et le *luxum* de Thémison, les réactions de Paracelse, l'archée de Van Helmont, l'asthénie, le contro-stimulisme, le fluide nerveux, l'irritation ; j'ai vu que toutes ces théories, basées sur un petit nombre de faits, souvent mal observés, et desquels on tirait des conclusions générales, n'avaient pas une meilleure raison d'être que les idées avec lesquelles je venais les confronter. Les philosophes avaient à m'offrir un bagage pour le moins aussi riche et beaucoup plus varié que celui des médecins ; je me suis arrêté à ceux de leurs livres qui traitent de l'origine du monde et j'en ai bientôt eu assez. Avec les théologiens, j'aurais joué de malheur, si, prenant au hasard, je n'étais pas tombé juste. Que d'idées creuses ! Quel farrago !

» Cependant, il y a pour les médecins, pour les philosophes, pour les théologiens, des chaires, des académies, des facultés, et pour les fous des hospices. Est-ce que le hasard seul aurait présidé à la répartition des individus dans chacun de ces lieux ? Je n'ai pas une semblable pensée. Je suis plein de respect pour les savants......, mais qu'il me soit permis de le dire, puisque cela est vrai, ils ont quelquefois des *idées folles, aussi folles que celles des aliénés.* Aussi combien de fausses conceptions n'acceptons-nous pas pour les transmettre comme

____

(1) *Fragments psychologiques sur la folie.* Paris, 1834.

nous les avons reçues ! Combien n'en créons-nous pas pour les passer aux autres ! Mais, à la différence des aliénés, les savants ont l'art de coordonner ce qu'ils enseignent avec ce que l'on croit déjà, de se mettre en harmonie avec le degré d'intelligence et la disposition d'esprit de ceux qui doivent les juger (1). »

Rapprochons maintenant ces idées de Leuret, de l'argumentation employée par le narrateur inconnu de l'expertise attribuée à Hippocrate, et nous verrons prédominer chez le sophiste grec les mêmes tendances que chez le médecin français.

La mise en scène est digne des temps antiques. C'est le sénat, c'est le peuple qui implorent Hippocrate, descendant d'Esculape par l'art et le sang, de venir au secours d'un autre demi-dieu, qui descend, lui, d'un frère d'Hercule, duquel est né Abderus.

« Le sénat et le peuple des Abdéritains à Hippocrate, salut.

« Le plus grand péril menace notre cité, Hippocrate, en menaçant un de nos concitoyens, en qui, pour le présent et pour l'avenir, la ville voyait une gloire perpétuelle. Certes, maintenant, ô grands dieux, il ne serait pas un objet d'envie, tant il est devenu malade par la grande sagesse qui le possède ; de sorte qu'il y a crainte, non petite, que si Démocrite perd la raison, la ville de nous, Abdéritains, ne soit véritablement abandonnée. En effet, oublieux de tout, et d'abord de lui-même, il demeure éveillé la nuit comme le jour, riant de chaque chose grande et petite, et pensant que la vie entière n'est rien. L'un se marie, l'autre fait le commerce, celui-ci harangue, d'autres commandent, vont en ambassade, sont mis dans les emplois, en sont ôtés, tombent malades, sont blessés, meurent ; lui rit de tout……, même, il s'inquiète des choses de l'enfer, et il en écrit ; il dit que l'air est plein de simulacres, il écoute la voix des oiseaux, et maintes fois se levant la nuit, seul, il a l'air de chanter doucement des chants ; d'autres fois, il raconte qu'il voyage dans l'espace infini, et qu'il y a d'innombrables Démocrites semblables à lui. Et sa couleur n'est pas moins altérée que ses idées. Voilà ce que nous craignons, Hippocrate ; voilà ce qui nous trouble. »

Certes, voilà bien les symptômes auxquels on reconnaît un aliéné ; aberration dans les discours et dans les actes, *habitus* corporel maladif, étrange, dégradé ; hallucinations incontestables, opposition avec la raison générale et le sens commun. Tout cela forme un ensemble de symptômes tellement frappants que « le gros des Abdéritains qui

_____
(1) LEURET, *Fragments psycholog.*, § II, p. 42.

sont restés étrangers au savoir, savent juger la maladie d'un sage, eux qui naguère n'étaient qu'un vulgaire ignorant. » Mais pour soutenir sa thèse, il ne convenait pas au sophiste grec qu'Hippocrate raisonnât comme un médecin expérimenté et conséquent avec ses grandes œuvres médicales. Aussi, dès le début, il attribue à ce grand homme, avec une astuce infinie, certaines appréciations qui tendent à déplacer le point de vue des médecins sur la nature de la folie, qui ne serait qu'une maladie de l'âme. Jamais erreur plus grande n'a été introduite dans la médecine mentale. Elle a généralement faussé, jusque dans ces derniers temps, les idées sur la nature de cette affection et égaré le traitement ; elle a été le plus grand obstacle à l'établissement d'un droit incomplétement acquis de nos jours, je veux parler de la compétence des médecins en matière de médecine légale des aliénés. En effet, si la folie n'est qu'une erreur de l'esprit, une maladie de l'âme, un état semblable au péché, d'après un médecin allemand, il n'est pas besoin d'être médecin pour savoir si un individu est ou n'est pas aliéné (1).

Dans sa réponse au sénat abdéritain, le sophiste, pour faire accepter ses propres erreurs, se retranche derrière l'autorité d'Hippocrate. Il place dans la bouche de ce grand médecin un langage incompréhensible pour ceux qui ont étudié ses œuvres et qui y ont puisé cet enseignement précieux que la folie est la conséquence d'une affection corporelle primitive, et que le *quid divinum* ne doit pas être pris dans le sens d'une intervention de la part des dieux. « J'ai hâte, lui fait-on dire, de guérir Démocrite malade, si tant est que ce soit maladie et non une illusion qui vous égare. » Il gourmande les Abdéritains sur ce qu'ils lui ont offert de l'argent pour remplir un devoir aussi sacré, et il s'élève contre la cupidité, *qui est une maladie plus fâcheuse que la folie* : « car on tient à bonheur ce qui est une maladie et fait tant de mal ; pour moi, je regarde toutes les *maladies de l'âme comme des folies intenses* qui créent dans la raison certaines opinions et fantaisies dont on guérit, purgé par la vertu. » (*Réponse au peuple et au sénat d'Abdère.*)

Dans une lettre adressée à Philopémon, Hippocrate est sensé s'exprimer dans les termes qui suivent : « Je pars avec de meilleures espérances que ta lettre ne fait augurer. Ce n'est pas folie, c'est excessive vigueur de l'âme qui se manifeste en cet homme, qui n'ayant plus ni enfants, ni femmes, ni parents, ni fortune, ni quoi que ce soit, est con-

---

(1) Nous ne comprenons pas que l'âme, puissance immatérielle, puisse être malade ; ce serait là mettre en doute son immatérialité même.

centré en lui-même jour et nuit, vivant isolé dans les antres, dans les solitudes, sous les ombrages des bois, ou sur les herbes molles, ou le long des eaux qui coulent. Sans doute, il arrive souvent que ceux qui sont tourmentés par la bile noire en font autant; ils sont parfois taciturnes, solitaires, et recherchent les lieux déserts; ils se détournent des hommes, regardant l'aspect de leurs semblables comme l'aspect d'êtres étrangers; mais il arrive aussi à ceux que le savoir occupe, de perdre toutes les autres pensées devant la seule affection de la sagesse (1)... Ce ne sont pas seulement les aliénés qui recherchent la nature et le calme, ce sont aussi les contempteurs des choses humaines par le désir d'être en dehors des troubles. »

Dans une autre lettre à Demagète, on lit : « Démocrite, dont sans doute la réputation est venue jusqu'à toi, sa patrie l'accuse d'être tombé dans la folie. Moi je prétends, ou plutôt je souhaite, que c'est non pas une folie véritable, mais une imagination de ces gens-là. Il rit, disent-ils, toujours; il ne cesse de rire sur toute chose, et ce leur semble un signe de folie....... Il y a, en effet, Demagète, quelque mal à ce qu'il rie pour chaque chose. Si l'excès est un défaut, l'excès contraire est encore pire....... Certes, ta raison est troublée, Démocrite, et tu risques de devenir Abdéritain......, mais, de tout cela, nous parlerons plus exactement sur lieu et place....... »

Enfin, pour abréger ce récit, j'arrive au fait principal, celui de l'examen direct de l'état mental de Démocrite. Hippocrate, d'après la légende, aborde le philosophe abdéritain, qu'il trouve dans un lieu solitaire. Notre homme est profondément occupé à chercher, jusque dans les entrailles des animaux qu'il dissèque, le réceptacle de la bile. Il disserte très-sensément, et en se conformant aux idées reçues, de l'influence exercée sur la raison humaine par ce liquide, selon qu'il est de bonne ou de mauvaise qualité. Mais après avoir fait cette concession, il va établir sa thèse de manière à jeter le doute et la perplexité sur les véritables caractères qui distinguent les passions humaines de la folie. Écoutons-le plutôt :

« Je ne ris, dit-il, que d'un seul objet, de l'homme plein de déraison, vide d'œuvres droites, puéril en tous ses desseins, et souffrant sans utilité d'immenses labeurs, allant, au gré d'insatiables désirs, jusqu'aux limites de la terre et en ses abîmes infinis, fondant l'or et l'ar-

---

(1) Quelle différence y a-t-il entre ce langage et celui de Leuret cité plus haut ? à preuve cette phrase : « Qu'il me soit permis de le dire, puisque cela est vrai, les savants ont souvent des idées aussi folles que celles des aliénés. »

gent et ne cessant d'en acquérir, et toujours troublé pour en avoir davantage, afin de ne pas déchoir. Et il n'a pas honte de se dire heureux, parce qu'il creuse les profondeurs de la terre par les mains d'hommes enchaînés, dont les uns périssent sous l'éboulement de terres trop meubles, et les autres, soumis pendant des années à cette nécessité, demeurent dans le châtiment comme dans une patrie. Quel rire en voyant ces amoureux de la terre cachée et pleine de labeur outrager la terre qui est sous nos yeux. Les uns achètent des chiens, les autres des chevaux, circonscrivent une vaste région, ils la nomment *leur*, et voulant être maîtres de grands domaines, ils ne peuvent l'être d'eux-mêmes; ils se hâtent d'épouser des femmes que bientôt après ils répudient; ils aiment puis haïssent; ils veulent des enfants, puis, adultes, ils les chassent. Quelle est cette diligence vaine et déraisonnable *qui ne diffère en rien de la folie?* Dans quels changements ne sont-ils pas, et dans quelle méchanceté? J'éclate de rire sur leurs infortunes, car ils violent les lois de la vérité, rivalisent de haine les uns contre les autres; au prix de leur avoir, ils achètent des statues, parce que l'œuvre semble parler, mais ils haïssent ceux qui parlent vraiment. Ce qu'ils recherchent, c'est ce qui n'est pas à leur portée. Habitant le continent, ils veulent la mer; habitant les îles, ils veulent le continent; ils pervertissent tout pour leur propre passion. On dirait à la guerre qu'ils louent le courage, et pourtant ils sont vaincus journellement par la débauche, par l'amour de l'argent, par toutes les passions dont leur âme est malade. Ce sont tous les thersites de la vie. On n'en voit pas rire de sa propre folie, mais chacun rit de celle d'autrui; celui-ci des ivrognes quand il se juge sobre, celui-là des amoureux, tout affligé qu'il est d'une pire maladie. »

« Là, je pris la parole », dit Hippocrate. Mais, comme on peut s'y attendre, ses argumentations sont faibles. Dans ce procès intenté à la société tout entière, dans cette thèse soutenue pour prouver que ce sont les hommes en général qui sont fous, et non ceux qui rient de leur folie, le contradicteur ne trouve que de faibles raisons à opposer à Démocrite. Il s'appuie sur l'ignorance des hommes pour excuser leurs folies, sur leurs espérances vaines, sur l'oubli des choses mauvaises qui leur fait inconsidérément entreprendre toutes sortes de projets sans qu'ils puissent profiter de l'expérience. Or, rire de tout cela, n'est-ce pas chose hors de propos? Mais notre misanthrope ne se laisse pas convaincre, il redouble d'arguments, ou plutôt de dia-

---

(1) Hippocrate, *Decret et harangues*, trad. de Littré, t. IX, p. 381 et suiv.

tribes contre la *prétendue raison humaine*, au point qu'Hippocrate, frappé de tant de sagesse, sera bien obligé d'avouer que les rôles sont intervertis, et que ce n'est pas Démocrite qui est fou, mais bien les Abdéritains qui l'ont appelé pour juger de l'état mental d'un si grand homme.

J'en ai dit assez pour faire voir que les accusations portées contre la sagesse humaine ne datent point d'aujourd'hui, et qu'il est plus facile de confondre, en thèse générale, les passions avec la folie, de taxer la société entière de déraison, que de donner les règles sûres, à l'aide desquelles il est possible de distinguer la raison de la folie, et d'avoir ainsi en médecine légale un *criterium* infaillible pour juger de la valeur des actes humains.

Mais avant d'émettre quelques considérations sur un sujet qui est pour nous d'une importance extrême, je crois devoir citer la seconde entrevue de Démocrite avec Hippocrate, dans laquelle le sophiste grec, faisant un retour sur la réalité des choses, pose, à propos du diagnostic de la folie, des principes qui méritent d'être remis au jour. C'est une nouvelle occasion de voir avec quelle profondeur de vue les anciens, en dehors de leurs idées erronées sur l'influence exercée par la bile et la pituite, en dehors des diatribes des sophistes contre la raison et la sagesse humaines qui n'étaient pour eux que folie, dissertaient avec justesse sur les rapports du physique et du moral de l'homme, et quelles idées nettes ils s'étaient faites de la folie et de la manière d'envisager les phénomènes morbides qui en sont la conséquence.

« Démocrite à Hippocrate, salut. Tous les hommes devraient connaître l'art de la médecine, ô Hippocrate ! et surtout ceux qui ont acquis de l'instruction et qui sont versés dans les doctrines ; car c'est une chose à la fois belle et profitable à la vie. Je pense que la connaissance de la philosophie est sœur de la médecine et vit sous le même toit. En effet, la philosophie délivre l'âme des passions, et la médecine enlève aux corps les maladies. L'esprit croît, tant qu'est présente la santé, à laquelle il est bon que veille un homme sage ; mais quand la constitution corporelle souffre, l'esprit n'a plus le même souci pour le soin de la vertu, car la maladie actuelle obscurcit l'âme terriblement par la sympathie qui s'exerce sur l'intelligence.

» Tu vins, ô Hippocrate ! vers moi comme vers un aliéné, prêt à m'administrer l'ellébore, sur la foi d'hommes insensés, auprès de qui le labeur de la vertu passe pour folie. Mais tu me trouvas écrivant sur la disposition du monde, sur le pôle et sur les astres du ciel. Or, tu sais avec quelle perfection l'ensemble de ces choses est arrangé, et combien, là, on est loin de a folie et du délire; aussi as-tu été satisfait de l'état de mon esprit, et ce sont ces gens que tu as jugés farouches et aliénés. Toutes les choses qui, errant dans l'air, nous trompent par des images, choses qui se voient dans le monde, et qui sont dans un flux continuel, toutes ces choses, dis-je, mon esprit explorant exactement la nature, les a mises en relief, témoin les livres que j'ai composés là-dessus. Il ne faut donc pas, ô Hippocrate! que tu ailles avec de telles gens et que tu les fréquentes, eux dont l'esprit est superficiel et incertain. Si, te confiant en eux, tu m'avais fait prendre, comme à un aliéné, la potion d'ellébore, ma sagesse fut devenue folie, et ils auraient accusé ton art d'avoir été cause accessoire de mon délire; car l'ellébore donné dans la santé obscurcit l'intelligence; donné dans la folie, il est souverain, d'ordinaire. Vois, en effet, si tu m'avais surpris, non pas écrivant, mais étendu, ou marchant à pas comptés, me parlant à moi-même, tantôt fâché, tantôt riant à propos des conceptions de mon esprit, ne faisant aucune attention à ceux des gens de ma connaissance qui m'abordaient, captivant mon attention et contemplant assidûment, tu aurais pensé que Démocrite, en s'en rapportant au témoignage des yeux, ressemblait à l'image de la folie.

» Il est donc nécessaire que le médecin juge des maladies non pas seulement par la vue, mais par les faits mêmes; qu'il examine en général les rhythmes de la maladie, si elle est au commencement, au milieu, au déclin, et qu'observant les différences, les saisons et l'âge, ainsi que l'ensemble de tout le corps, il applique le traitement; car c'est par ces indications que tu découvriras facilement la maladie. Je t'envoie le discours sur la folie. Porte-toi bien. » (*Décrets et Harangues*, t. IX, p. 382.)

Il est impossible d'émettre des idées plus saines sur le diagnostic différentiel de la passion et de la folie. Aussi, lorsqu'il s'agira de poser les règles qui doivent présider aux expertises médicales, ne pourrons-nous faire autrement que d'y chercher un point d'appui, afin d'éclairer la conscience des magistrats et de porter la conviction dans leur esprit.

CHAPITRE V.

DE LA LÉGISLATION ROMAINE CONCERNANT LES ALIÉNÉS.

« Le véritable berceau du droit civil et criminel des peuples européens est à Rome; c'est là qu'est née la science du droit (1). » C'est là, pour employer les expressions d'un savant jurisconsulte, que s'accomplit pour la première fois l'intime alliance d'une pratique austère et d'une sévère théorie, là que se produisent et se soutiennent les grands législateurs, les grands magistrats et les grands jurisconsultes (2).

La Grèce est loin de nous fournir les éléments d'une législation des aliénés aussi complète que Rome, qui, cependant, fit des emprunts à ses lois. Mais, comme le fait remarquer avec justesse l'auteur *Des crimes et des peines dans l'antiquité et dans les temps modernes*, « si Rome ne fait pas autant d'emprunts aux lois de la Grèce qu'à son génie naturel, elle s'en inspire cependant dans une mesure convenable ». Pour ce qui regarde la législation des aliénés surtout, il est incontestable que les saines doctrines médicales professées par les grands médecins de l'antiquité grecque ont éclairé d'une vive lumière les législateurs romains. Cœlius Aurelianus, Soranus, Celse, et d'autres célèbres médecins, avaient importé à Rome les bonnes traditions que le droit romain appliqua à la législation des aliénés, et qui font encore la base de notre propre droit civil.

« C'est le droit romain, dit M. Sacase, qui paraît avoir suggéré aux rédacteurs du code civil la division qu'ils ont adoptée comme embrassant tous les désordres de l'intelligence. Les mots *imbécillité, démence, fureur*, qu'on lit dans l'article 489 de ce code, ont, en effet, un sens qui correspond à celui des locutions qu'on retrouve d'ordinaire dans les textes de la jurisprudence romaine : *mente captus, fatuus, demens, furiosus* (3). Le terme de furieux (*furiosus*) recevait dans le langage juridique des Romains une acception plus large que dans le nôtre. C'est

(1) LOISELEUR, *ouvr. cit.*, p. 5.

(2) LAFÉRIÈRE, *Introduction à l'histoire du droit civil à Rome.*

(3) SACASE, *De la folie considérée dans ses rapports avec la capacité civile.* J'aurai souvent occasion de citer ce savant magistrat, qui aura contribué plus que tout autre à aplanir les dissentiments qui existent encore entre les magistrats et les médecins.

celui que la loi des douze tables (1) avait primitivement employé, d'après Cicéron, puisqu'elle disait : *Si furiosus esse incipit, adgnatorum gentiliumque in eo pecuniaque ejus potestas esto.* »

Mon intention n'est pas de faire, pour l'instant, une étude comparée de la législation romaine et de la législation française concernant les aliénés. Je traiterai ultérieurement de l'interdiction, des intervalles lucides, de la tutelle, de la validité des testaments...., etc., considérés au point de vue du droit actuel qui régit la matière. Je désire, pour le moment, ne donner qu'une notion succincte, mais suffisante, de la législation des Romains sur les mêmes sujets. Nous aurons ainsi un point de comparaison qui nous permettra ultérieurement d'apprécier les progrès accomplis, et de mieux juger ceux qui nous restent à faire. Chose étrange, la loi romaine avait pris, à l'égard de certaines catégories d'infirmes, tels que les sourds-muets et les aveugles, des dispositions dont la nôtre les a affranchis. L'interdiction même n'avait pas chez eux, à l'égard des aliénés, les mêmes rigueurs que chez nous. Ce seul point nous prouve que l'étude des lois anciennes offre plus qu'un simple intérêt historique.

Interdit. Interdiction. Intervalles lucides.

Les mots interdit, interdiction, d'après Foderé et les auteurs qui se sont occupés de l'étude comparée de la législation ancienne et de la législation moderne (2), n'avaient pas la même acception que chez nous ; ce n'étaient que des formules ou des expressions du préteur, lorsqu'il y avait contestation pour la possession ou la quasi-possession. (*Instit. Justinian.*, lib. IV, tit. VI.) Les anciens se servaient des mots *incapacité, inhabileté*, qui, dans le fait, sont synonymes avec ce que nous entendons aujourd'hui par interdiction. Ils voulaient comme nous que les insensés reçussent des curateurs pour gérer leurs biens (ce qu'ils étendaient aux sourds-muets et aux personnes attaquées de maladies incurables), et qu'ils ne fussent capables d'aucun acte civil. Toutefois, la loi autorisait un furieux ou un mineur de vingt-cinq ans à être élus tuteurs dans un testament, à la charge pourtant de n'exercer la tutelle que quand l'un aurait repris son bon sens, et l'autre ac-

---

(1) Le peu que l'on sait du droit primitif romain se déduit de l'examen des lois dites des *Douze Tables*, monument perdu lui-même, mais dont les modernes ont reconstitué les lignes principales en rapprochant les fragments épars dans divers auteurs.

(2) LEGRAND DU SAULLE, *La folie devant les tribunaux*. Paris, 1864.

compli sa vingt-cinquième année. (*Instit.*, *ibid.*, lib. I, tit. XIV,
tit. XXIII, § 4.) Les enfants du furieux pouvaient se marier sans l'intervention du père, et le testament de celui-ci, fait durant le paroxysme,
était nul de droit quoiqu'il mourût après avoir recouvré son bon sens;
mais l'acte était bon s'il avait été fait dans un intervalle lucide et suivant la forme, parce que, disait la loi, un nouvel accès de fureur ne
saurait faire qu'un acte bon par lui-même puisse être mauvais.

« Il est facile de voir, dit Foderé, que le respect pour la qualité
d'homme était beaucoup moins rigoureux pour ceux qu'on croyait
aliénés qu'il ne l'a été dans la suite aux diverses époques de la jurisprudence qui a succédé à celle des Romains; nouveau motif pour
n'exercer cette rigueur qu'avec pleine connaissance de cause, et dans
l'intention bien prononcée de faire tous ses efforts pour procurer à
l'interdit tous les moyens de guérison qui pourront le faire réhabi-
liter. » (FODERÉ, art. INTERDICTION du *Dictionnaire* en 60 vol.)

« On avait observé, dit M. Sacase, dans l'antiquité médicale, que
souvent la folie est sujette à des intermittences, et le droit romain
avait tenu compte de ce caractère accidentel pour modifier, dès qu'il
apparaissait, la capacité civile de l'aliéné. Au reste, c'est au droit romain que la jurisprudence moderne a emprunté les règles fondamentales qui gouvernent la matière des intervalles lucides, et qu'elle est
redevable de la définition qui caractérise ce phénomène suspensif de
l'aliénation mentale. Il est même juste de faire remarquer que ni
Pinel, ni ses successeurs n'ont guère ajouté aux découvertes dont cette
branche de la médecine psychologique avait été enrichie avant eux,
et qu'ils ont à peine élargi la voie qui leur avait été ouverte. C'est que
plus on pèse les principes légués par la science des anciens, et ensuite
traduits en solution législative par Justinien, plus on reste convaincu
que les médecins de l'antiquité avaient jeté un regard profond sur le
domaine de la pathologie mentale. Il ne faut pas trop s'en étonner. Les
désordres de l'intelligence étaient très-répandus en Italie et en Grèce.
Ils y avaient été étudiés avec soin par Hippocrate d'abord, plus tard,
par Arétée, Celse, Sorauus et d'autres, qui avaient suivi sa trace. Ces
premiers et illustres fondateurs de la médecine avaient observé et dé-
crit toutes les espèces de délire, ainsi que leurs principaux phénomènes. On sait que la monomanie elle-même n'a de moderne que le
nom (1). »

En droit romain, il était reçu que lorsque la folie d'un individu était interrompue par un moment lucide, l'acte consenti par l'aliéné, pendant la suspension de son délire (*in suis induciis*), avait la même efficacité que si l'aliénation d'esprit n'avait jamais existé. (*Instit.*, tit. XII, § 1.) C'était sur la nature de cette interruption du délire qu'il pouvait arriver que les auteurs ne fussent pas d'accord. « Justinien, dit M. Sacase, fixa les doutes sur cette grave difficulté. On avait demandé si le curateur d'une famille devait cesser ses fonctions toutes les fois que se montrait un intervalle lucide, sauf à y être réintégré au retour de la fureur. Par un rescrit adressé à Julien, préfet du prétoire, Justinien décide que, pendant les intervalles parfaitement lucides, *intervalla perfectissima*, le curateur suspendrait l'exercice de sa charge, et que le furieux serait apte à faire par lui-même tous les actes de la vie civile ; mais la charge de curateur durerait autant que la vie de l'aliéné, afin qu'il ne fût pas nécessaire à chaque rechute de procéder à une nouvelle nomination (1). »

Ces sages réflexions sont confirmées par la manière dont les anciens jurisconsultes entendaient que l'esprit de la loi devait être compris en ces matières délicates. *Temporis dilucidii intervalli, furiosus sanis comparatur*, avait dit Denis Godefroy. Il est impossible d'être plus explicite sur ce qu'il faut entendre chez les anciens par *intervalles lucides*. C'est une véritable suspension de la maladie, et cela pendant un temps assez long pour que l'on puisse dire qu'il y a réellement guérison. D'après Justinien, les contrats qui ont été faits dans la période lucide ont la même valeur que ceux qui ont été souscrits avant l'invasion du premier accès ; cela est clair et catégorique. Nous verrons ultérieurement que d'Aguesseau comprenait l'intervalle lucide de la même manière.

Toutefois, il existait des situations mentales qui avaient été parfaitement décrites par les médecins anciens et dont les conséquences juridiques n'avaient pas échappé à la sagacité du législateur. Je veux faire allusion aux folies rémittentes et intermittentes. La langue latine avec sa précision si connue avait parfaitement caractérisé ces états : *Furor alius est perpetuus, alius habet intervalla.* « Il n'est sans doute pas facile, aujourd'hui, dit M. Sacase, de discerner à travers le sens variable de sa nomenclature, quelles étaient celles que le droit romain classait parmi les aliénations incurables et continues ; et cependant on peut affirmer, sur la foi de la loi 25, au ch. *De nuptiis*, que telle était l'aliénation d'esprit de ceux qu'on appelait *mente capti*. Or cette dénomination était réservée surtout à la classe des aliénés

(1) SACASE, *ouvr. cit.*, p. 98.

dont la situation mentale se distingue par un mode passif, chez lesquels la faculté pensante est, non bouleversée, mais abolie, en un mot aux sujets affectés d'imbécillité et en général de démence. » (SACASE, p. 99.)

Quoi qu'il en soit, il paraît bien démontré que si l'aliénation mentale enlevait aux actes de ceux qui étaient affligés de ce mal toute valeur juridique, de même les intervalles lucides suspendaient par une trêve, suivant l'expression de Justinien, l'incapacité du contractant, quelle que fût la nature du contrat souscrit durant leur durée : *intermissionis autem tempore, furiosus majores viginti quinque annis vinditiones et alios quoslibet contractus posse facere non ambigitur.* (Loi 2, cap. *De contract. civil.*)

Les jurisconsultes du XVIe siècle avaient aussi, de leur côté, fait ressortir ce point de vue lumineux que quoiqu'il existe des aliénés qui discutent avec toutes les apparences de la raison, *ut cæteri sanæ mentis homines*, il ne faut pas se fier à ces apparences trompeuses. Pour que l'aliéné soit présumé guéri, il faut qu'il y ait dans ses actes et dans ses idées une suite, une continuité de raison suffisante pour faire naître la sécurité. En effet, *licet agat aliquid prudenter*, a dit Denis Godefroy, *furor tamen manet ; et magis illud accidisse, vel nos deceptos esse credendum est quam eum vere sapisse.* Quelques personnes penseront peut-être que cette défiance à l'égard des aliénés était poussée trop loin, mais pour peu que l'on connaisse la marche insidieuse de la maladie, on admettra qu'il vaut mieux, dans l'intérêt de l'aliéné lui-même, agir avec une sage prudence que de se laisser égarer par des rémittences trompeuses. C'est probablement à cet esprit de prudence que l'on doit cette règle du droit : *Semel furiosus, semper furiosus presumitur et controrium tenenti incumbit onus probandi sanam mentem* (1).

J'insiste sur la sagesse de ce précepte juridique, parce qu'on lui

____

(1) M. Sacase fait observer à quel point Pinel a erré sur la signification véritable de cette maxime, qu'il démembrait en l'interprétant, parce qu'il ne la connaissait pas dans son ensemble : « Il est difficile, dit Pinel, de remonter à l'origine du jugement porté sans restriction sur les aliénés par les anciens jurisconsultes : *Semel furiosus, semper presumitur furiosus.* Est-ce une simple opinion fondée sur des préventions populaires, ou bien un résultat de faits recueillis dans les asiles publics, où les aliénés étaient séquestrés de la société et regardés comme incurables? (PINEL, *Traité médico-philosophique*, p. 452.) C'est de la réaction établie contre ce principe de droit qu'est née la doctrine, consolante sans doute, mais peu acceptable en jurisprudence, que le mot *incurable* doit être rayé de la nomenclature des phénomènes propres à l'aliénation mentale.

doit en pratique l'application d'une manière de voir qui est plus qu'une simple présomption, et qu'il est facile d'élever à la hauteur d'une théorie; à savoir que la sagesse d'un acte isolé n'est pas de nature à prouver la sanité d'esprit d'un individu soupçonné d'être aliéné. Si ce précepte avait pénétré plus profondément dans l'esprit de la législation moderne, on ne verrait pas en justice tant de testaments olographes être considérés comme se rapportant à un intervalle lucide, par cela seul que leurs dispositions n'offrent rien qui puisse faire soupçonner l'aliénation (1).

Voilà ce que j'avais à dire sur la manière dont les jurisconsultes romains comprenaient les intervalles lucides et sur leurs idées concernant la capacité civile des aliénés. Il me resterait à parler de leurs opinions à propos de la durée que doit avoir un intervalle lucide. Mais, comme je dois de toute nécessité revenir sur ce sujet, je me réserve l'examen des questions importantes qui suivent. Comment la jurisprudence française comprend-elle le sens des intervalles lucides? Quelle est dans notre législation la valeur de l'interdiction? Quelles sont les réformes qu'il serait souhaitable de voir s'opérer dans cette partie de notre code civil concernant les aliénés? Ne serait-il pas préférable de remplacer le mot intervalle lucide par ceux d'intermittence, intermission? Quelles sont, au point de vue où en sont aujourd'hui nos connaissances médico-psychologiques, les variétés des maladies mentales où l'on peut affirmer qu'il y a de véritables intervalles lucides? Dans quelle circonstance peut-on soutenir qu'une maladie mentale est incurable? Quels sont, en un mot, les aliénés qu'il importe d'interdire dans l'intérêt de la famille et de la société, dans le propre intérêt des aliénés eux-mêmes? Voilà une série de questions dont la plupart ne peuvent être parfaitement élucidées qu'avec une connaissance plus complète de la nature et de la marche des affections cérébrales. Aussi, devra-t-il en être traité en temps et lieu. Il me reste maintenant à émettre quelques considérations sur plusieurs autres points de la législation des Romains concernant les faibles d'esprit, les infirmes, tels que les sourds-muets, les aveugles, les vieillards, les enfants.

---

(1) M. Sacase s'élève avec raison contre cette doctrine enseignée par Voët, adoptée par l'avocat général Séguier, sanctionnée même dans la jurisprudence moderne par un arrêt de la Cour de Paris, et qui consiste à prétendre que la seule sagesse de l'acte emporte de droit la présomption qu'il a été fait dans un intervalle lucide.

Sourds-muets. Aveugles.

Les sourds-muets, les aveugles de naissance ne faisaient pas, chez
es Romains, partie d'une catégorie d'individus chez lesquels
l'éducation a suppléé à l'infirmité congénitale qui empêche le libre
développement de l'intelligence. L'état de la science ne permettait pas
de tels progrès; aussi ne faut-il pas s'étonner de voir la loi Justinienne
appliquer à ces infirmes plusieurs des prescriptions législatives qui
atteignaient les aliénés. Ils ne pouvaient ni stipuler ni promettre (1).
Ils ne pouvaient faire de testaments à moins qu'ils ne fussent soldats
(*Inst. Just.* liv. II, t. XI, § 2). Ceci me paraît impliquer une contradiction assez grande. Ils ne pouvaient pas non plus servir de témoins.
L'aveugle ne pouvait faire qu'un testament *nuncupatif*, en présence
de sept témoins et d'un notaire, et il participait d'ailleurs de plusieurs
des incapacités du sourd-muet. « La loi française, selon Fodéré, ne dit
rien de toutes ces choses, d'où il résulte que le législateur a accordé
à la raison et à l'intelligence plus d'indépendance du besoin des sens
qu'on ne le faisait autrefois. » (Nous en avons dit la raison.) « Il est
certain, ajoute Fodéré, qu'on observe en général beaucoup d'intelligence dans les sourds-muets de naissance, et, à plus forte raison, s'ils
ont été éduqués par les méthodes aujourd'hui en usage. Il y aurait
donc injustice à les assimiler à ceux qui ont besoin de l'interdiction;
et pourtant, il est des cas où un sourd-muet pourrait avoir besoin
d'un conseil, et il en est plus encore où il est hors d'état de pouvoir
servir de témoin. On ne peut disconvenir que la puissance des sens
ne serve puissamment à notre éducation, et que l'absence d'un ou
plusieurs d'entre eux ne rende celui qui en est affligé très-inférieur à

(1) M. Sacase fait observer que Justinien a imaginé, dans la loi 10 du Code, *Qui testam.
fac poss.* (VI, 22), des catégories de sourds-muets qui ne seraient pas atteints de la même
incapacité. Ainsi, il admet une classe de sourds-muets chez lesquels cette double infirmité
se serait produite en même temps pour un fait accidentel, ce qui se comprend peu, dit
M. Sacase, *ouvr. cit.*, p. 67.

C'est là pourtant un fait pathologique que l'on observe tous les jours. Un enfant peut
naître avec l'intégrité parfaite de ses sens, entendre et parler jusqu'à un certain âge;
mais, arrive une maladie accidentelle, une fièvre typhoïde, par exemple, et l'enfant devient
sourd. Progressivement, il perd l'usage de la parole et reste muet. Nos établissements
de sourds-muets contiennent tous des infirmes de cette catégorie, et ce sont précisément les plus difficiles à instruire. Ils restent généralement au-dessous de leurs compa-
gnons d'infortune qui sont sourds de naissance. Ils sont généralement moins intelligents
et bien plus irritables.

un autre homme. C'est donc une lacune dans notre code que de n'avoir pas prévu ces circonstances qui sont assez fréquentes; tout comme rien n'est plus absurde que des sourds-muets assistent comme témoins à un testament ou à une donation où il faut avoir vu et entendu, et que cependant l'absence de cette condition n'annule pas l'acte, parce que la privation de la vue et de l'ouïe des témoins n'a pas été spécifiée par la loi comme cause de nullité (1). » (FODÉRÉ, art. INTERDICTION du *Dictionnaire* en 60 vol.)

Vieillards. Enfants.

« La loi, dit M. le docteur Legrand du Saulle, diminuait les peines en faveur des vieillards, et voyait même une excuse dans l'âge avancé. *Ignoscitur his qui ætate defecti sunt.... Senectus est velut alia pueritia.* (*De pœnis temperandis*, XIII, p. 20.) *Senes sunt diminuti sensu et intellectu, ita quod repuerascere incipient.* » (FARINARIUS, *Quest.* XIII, n° 25.) En thèse générale, le châtiment était affaibli et non effacé, et tandis que la peine corporelle devenait l'objet d'une indulgence exceptionnelle, la condamnation à l'amende subsistait, au contraire, dans toute son intégrité. « Il y avait là évidemment, ajoute M. Legrand du Saulle, une contradiction, un véritable non-sens. »

« Chez l'enfant, la raison bégaye encore (*infantem innocentia tuetur*). Le garçon, jusqu'à l'âge de dix ans et demi, était considéré comme proche de sa première enfance (*proximus infantiæ*) et incapable d'une pensée criminelle (*non doli capax*). (FARINARIUS, *Quest.* XCVIII, n° 8.)

» Si la présomption du défaut de discernement continuait à accompagner l'enfant jusqu'à l'âge de puberté (douze ou quatorze ans, suivant le sexe), la preuve contraire était pourtant admise suivant la maxime, *malitia suplet ætatem*, et l'impubère pouvait être frappé d'une condamnation, *si proximus pubertati sit et ob id intelligat se delinquere*. Toutefois, ajoutons que les impubères ne pouvaient pas déposer en matière criminelle, et que la loi rejetait leur témoignage dans les accusations capitales de violence publique. Cette atténuation de la pénalité se prolongeait jusqu'à l'époque de la majorité, c'est-à-dire vingt-cinq ans (2). »

(1) Il existe néanmoins, dans notre législation, un correctif au reproche émis par Fodéré, c'est l'article 936 du titre *Des donations*, qui règle les conditions dans lesquelles le sourd-muet peut hériter. Nous renvoyons pour plus amples informés le lecteur à l'article de cet ouvrage intitulé : *Des conditions intellectuelles et morales des sourds-muets et de leur capacité civile, aux termes de la science et de la législation.*

(2) LEGRAND DU SAULLE, *La folie devant les tribunaux*. Paris, 1864, p. 33 et suiv.

Curatelle. Tutelle.

La perte de la raison entraînait la nomination d'un curateur; mais il n'était pas nécessaire, comme pour le prodigue, qu'une sentence d'interdiction eût été préalablement prononcée contre lui.

Les médecins étaient-ils appelés à titre d'experts, par le préteur, dans l'enquête à laquelle procédait ce magistrat pour nommer un curateur? C'est probable, quoique la loi ne spécifie rien à ce sujet. Le préteur restait libre de diriger, comme il l'entendait, l'enquête qui avait pour but de s'assurer si réellement le citoyen romain avait perdu sa raison, et si celui qui devait lui servir de curateur présentait les garanties exigées par la loi.

Délits. Responsabilité. Irresponsabilité. Passions. Colère. Jalousie.

« Les trois délits du droit civil, dit M. Legrand du Saulle, sont : le vol, l'injure, le *damnum injurium datum*, qui tous trois produisaient des actions civiles contre celui qui s'en était rendu coupable. Eh bien, le fou ne peut pas se rendre coupable d'aucun de ces délits, parce qu'il n'a pas la volonté : *Nullum furtum sine affectu furandi*. Il ne peut pas injurier, car dans toute injure il faut le fait de l'intention. » (*Ouvr. cit.*, p. 28.)

« En matière criminelle, lorsque l'aliéné s'était rendu coupable d'une action très-fortement répréhensible, il n'était punissable qu'autant qu'on pouvait démontrer qu'il avait eu connaissance de sa faute, et qu'il l'avait commise en pleine liberté d'esprit et dans un intervalle lucide. Autrement : *Furiosus satis ipso furore punitur*. En cas d'incertitude, les anciens avaient posé cette règle, qu'il valait mieux réputer le fait incriminé comme s'étant passé pendant la maladie : *Si dubitatur quo tempore deliquerit, an tempore furoris, an tempore sanæ mentis, in dubio est potius quod delinquerit tempore furoris*. » (FARINARIUS, *Quest.* XCVIII, n° 8.)

« La colère et la douleur pouvaient devenir des motifs d'atténuation. *Non excusant in totum sed tantum faciunt ut mitius delinquens puniatur*. (*De pænis temperandis*, XCII, p. 29.) On conçoit que la colère n'eût point été une cause d'entière justification, car l'homme peut dominer son élan et se rendre maître de lui jusqu'à un certain point, mais on ne peut s'empêcher de remarquer combien la loi avait été sage :

Quidquid in calore iracundiæ vel fit, vel dicitur, non prius ratum est quam si perseverentia apparuit judicium animi fuisse. (Loi 18 Dig., *De div. reg. juris.*) Il y a cette différence entre la colère et la jalousie, que l'une est un transport instantané, et que l'autre a longuement fermenté dans le cœur. Ces deux mouvements de l'âme ne devaient donc pas, au point de vue du droit, jouir au besoin des mêmes égards; d'ailleurs, c'est plutôt dans la cause de la colère que dans la colère elle-même que reposait la possibilité de l'excuse : *Simplex iracundiæ calor non excusat, nisi justa causa procedat.* » (LEGRAND DU SAULLE, *ouvr. cit.*, p. 28, 34.)

Tel était l'état avancé de la législation romaine concernant les aliénés. Toutefois, ainsi que nous l'avons déjà dit, la sécurité des aliénés n'est complète dans toute société organisée que lorsque l'esprit de la pénalité est en rapport avec les principes de l'éternelle justice. Tant que l'homme, ainsi que cela se voit dans les législations anciennes et dans les législations du moyen âge, a été investi, pour venger ses propres injures, d'un pouvoir discrétionnaire envers ses semblables, tant que la pénalité inscrite dans la loi a été excessive et que la torture a été employée pour arracher les aveux des inculpés, il est certain qu'une foule d'innocents ont été condamnés injustement et qu'une infinité d'aliénés ont subi le même sort. Le résumé historique qui va suivre confirmera le principe déjà émis, qu'à mesure que la pénalité tend à s'adoucir il doit être fait un appel plus fréquent à la science pour aider la justice à apprécier le degré de responsabilité des individus réputés criminels.

CHAPITRE VI

DE LA PÉNALITÉ CHEZ LES GRECS ET LES ROMAINS. DE SON INFLUENCE
SUR LE SORT DES ALIÉNÉS.

On peut juger du degré plus ou moins avancé d'une civilisation par l'existence de la peine du talion. « La Grèce des temps héroïques, dit M. Loiseleur, n'a guère connu d'autre loi pénale que celle des représailles. Venger le mal par le mal, l'injure reçue par une insulte au moins égale, paraissait naturel à des hommes dont la vie était un état perpétuel de guerre et de brigandage (1). »

Ce sentiment s'était si fortement empreint dans les mœurs de la nation, que des poëtes bien postérieurs à Homère s'en font les interprètes avec une énergie pour ainsi dire sauvage.

« Celui qui tue ses ennemis est libre de tout forfait, dit Euripide. C'est une réjouissance de voir mourir celui qui nous a fait du mal, dit ailleurs le même poëte. » (*Herc. fur.*, v. 732. — *Œdip. Col.*, v. 274.)

« Le sang absorbé par la terre, dit énergiquement Eschyle, laisse une tache indélébile qui demande du sang à son tour. » (*Cléophores*, v. 64.)

« Pour les parents et les amis de la victime, c'est un devoir de punir l'assassin, et qui néglige ce devoir est un traître. Quel homme, s'écrie Électre, serait assez dénaturé pour ne pas venger la cause de celui qui ne peut plus se défendre? Si la malheureuse victime de la violence reste étendue par terre, et si celui qui a commis le crime ne reçoit pas la peine qui lui est due, alors, bientôt la vertu et la pitié ne seront plus connues des hommes. » (SOPHOCLE, *Électre*, v. 360, 388, 392, 251.)

Se soustraire par l'exil à la vengeance des parents de la victime, entrer en composition avec eux pour régler l'indemnité exigée, étaient les seuls recours des auteurs du meurtre volontaire. Mais quand on connaît les tendances maladives qui portent les délirants par persécution et les hallucinés à commettre des meurtres, quand on sait, de plus, l'indifférence avec laquelle ils se remettent entre les mains des mandataires de la justice, le peu de précautions qu'ils prennent pour cacher leur crime, on se demande si bon nombre d'aliénés, sous l'empire des législations anciennes et des mœurs existantes, n'ont pas subi la peine du talion. Ce ne sont pas seulement les délirants par persécution, mais les épileptiques et les individus dans l'ivresse qui tuent sans préméditation. Or, il est certain que les aliénés de cette catégorie ne faisaient pas défaut dans les sociétés anciennes. Bien mieux, certains délits étaient atteints avec une rigueur sans exemple. « Les magistrats, qui en tout doivent le bon exemple, étaient punis avec une sévérité exceptionnelle ; l'archonte surpris en état d'ivresse payait de sa vie cet acte d'intempérance (2). »

Solon n'avait édicté aucune peine contre le parricide, réputé impossible ; mais si nous consultons nos annales criminelles, nous voyons que c'est là encore un des actes fréquemment commis par les

(1) LOISELEUR, *ouvr. cit.*, p. 23.
(2) *Ibid.*, p. 23.

aliénés. La nature de leur maladie veut qu'ils commencent à prendre en suspicion ceux qui les touchent de plus près. « Plus souvent, l'aliéné homicide choisit ses victimes parmi les objets qui lui sont les plus chers. Une mère tue son enfant, et non l'enfant de l'étrangère ; un mari veut tuer sa femme avec laquelle il a vécu dans la plus douce harmonie depuis vingt-cinq ans ; une fille veut tuer sa mère qu'elle adore. Cette horrible préférence ne s'observe-t-elle pas chez les aliénés ? N'est-elle pas une preuve évidente que ni la raison, ni le sentiment, ni la volonté n'ont dirigé le choix de la victime, et que par conséquent, il y a perturbation des facultés qui président à leur détermination (1) ? »

L'exception faite en faveur des parricides par Solon avait pour but de frapper l'imagination ; elle tendait à détourner la pensée d'un crime horrible en supposant fort gratuitement qu'un tel crime n'entrait pas dans les plans de la perversité humaine. Mais les crimes de cette nature sont commis sous l'influence de passions exécrables aussi bien que dans l'état de maladie. Aussi, la réaction contre la pénalité adoucie de Solon et le retour à un code plus draconien n'ont-ils pas tardé à s'opérer dans l'antiquité, et c'est au nom de l'humanité outragée que le divin Platon édicta contre les parricides les peines les plus redoutables. « Si quelqu'un était assez malheureux pour oser arracher volontairement et de dessein formé l'âme du corps de son père, de sa mère, de son frère ou de ses enfants, telle est la loi que le législateur mortel portera contre lui : Il sera condamné à mort par les juges, les magistrats le feront exécuter par les bourreaux publics, et son cadavre sera jeté nu hors de la ville dans un carrefour désigné pour cela. Tous les magistrats, au nom de tout l'État, portant chacun une pierre à la main, la jeteront sur la tête du cadavre et purifieront ainsi l'État tout entier. On le portera ensuite hors des limites du territoire, et on l'y laissera sans sépulcre suivant l'ordre de la loi. » (*Les lois*, liv. IX.)

« A Rome, dit l'auteur *Des crimes et des peines dans l'antiquité et dans les temps modernes*, les législateurs des douze tables portent une peine très-sévère contre le crime de parricide. Si un enfant tue son père, on lui bandera les yeux, et, après l'avoir cousu dans un sac de cuir de bœuf, on le jetera dans le Tibre ou dans la mer. » — « O sagesse incomparable de nos ancêtres ! s'écrie Cicéron ; ne semblent-ils pas avoir voulu exclure de la nature entière ce coupable, auquel ils enlèvent à la fois le soleil, le ciel, la terre et l'eau ; de telle sorte que le misérable

____

(1) ESQUIROL, *De la monomanie homicide*, t. II, p. 838.

qui a donné la mort à celui dont il a reçu le jour, se trouve à la fois hors du contact des éléments d'où tous les êtres tirent leur existence ? » (*Pro Sexto Roscio.*)

Il semblerait que l'amour du symbolisme chez les législateurs primitifs a tendu encore à aggraver la pénalité excessive que les hommes ont fait peser sur leurs semblables. « Dans la suite, dit M. Loiseleur, la loi Pompéïa vint ajouter encore à l'horreur de ce supplice. Elle ordonna d'introduire dans le sac renfermant le parricide, le chien pour symboliser la rage, le coq parce qu'il bat souvent sa mère, la vipère parce qu'elle ne vient jamais au monde qu'en déchirant le ventre où elle est née. » (LOISELEUR, *ouvr. cit.*, p. 60.)

Selon Tite-Live, le premier qui subit ce supplice fut Publius Malleolus, l'an 653 de Rome, un an avant le plaidoyer de Cicéron pour Sextus Roscius. « Mais il paraît bien invraisemblable, dit M. Loiseleur, qu'il n'y ait pas eu un seul parricide à Rome pendant six siècles, si l'on réfléchit que l'on entendait par ce mot aussi bien le meurtre des enfants que celui des père et mère. Moins d'un siècle après l'exécution de Malleolus, les parricides étaient devenus si communs à Rome que Sénèque pouvait écrire cette phrase épouvantable : C'en est fait de la piété filiale ; nous voyons depuis longtemps plus de sacs que de croix. Et pourtant, Sylla avait fait une loi pour rappeler la peine portée contre le parricide, et César y avait ajouté la confiscation des biens. » (*Ouvr. cit.*, p. 61.)

Mais quelle que soit l'aggravation des peines, la société sera-t-elle mieux préservée par la condamnation de certaines individualités, exceptionnellement malfaisantes, que la justice hésite à mettre au nombre des aliénés ? Ne serait-il pas plus juste de s'en rapporter à la science moderne, qui, grâce à l'observation des faits, est parvenue à expliquer la généalogie pathologique de certains actes que les tribunaux punissent avec une sévérité parfois excessive, en alléguant la nécessité de faire un exemple salutaire ?

On a souvent cité les paroles de ce magistrat qui a dit que si la monomanie était une folie, il fallait la guérir en place de Grève. Ces tristes paroles dénotent une connaissance bien superficielle des aberrations où peut être entraînée la nature humaine, sous l'influence d'une maladie indépendante souvent de notre volonté, et qui peut nous atteindre tous indistinctement. D'ailleurs la filiation pathologique de certains actes horribles, épouvantables, avec l'état anormal ou maladif des ascendants, doit nous rendre indulgents envers les écarts de la nature humaine, et nous porter à ne pas les considérer toujours

comme les résultats de la perversité volontaire. Il faut de toute nécessité que notre sagesse s'incline devant les conséquences fatales de l'hérédité maladive. Non, encore une fois, ce n'est ni par la pénalité
excessive, ni par l'application à la torture que l'on est arrivé, dans
aucune époque historique, à réprimer les crimes et à connaître les
véritables mobiles des actions humaines.

Chez les Athéniens, le suicide qui, dans l'immense majorité des cas,
est le résultat d'une altération d'esprit, était considéré comme un
crime d'État ; son châtiment consistait dans l'amputation de la main
droite du suicidé et dans une sépulture ignomineuse, à moins, toutefois, qu'il n'eût d'avance exposé au sénat les motifs qui le portaient à
quitter la vie, et que ces motifs n'eussent été trouvés légitimes. Ce
devaient être là de curieux documents, et il est regrettable qu'ils ne
soient pas parvenus jusqu'à nous.

C'est le dur et inflexible esprit de l'Orient qui, selon la juste remarque de M. Loiseleur, éclate dans la sévérité des supplices infligés,
d'après la loi des douze tables, aux crimes qui attentent à la vie ou à
la fortune des particuliers. Le sort impitoyable fait à la femme, l'exor-
bitante puissance accordée au père de famille, n'ont pas d'autre
origine.

« Contre l'incendiaire (autre crime fréquent chez l'aliéné), flagellation préliminaire et peine du feu ; contre l'esclave surpris en flagrant
délit de vol, supplice des verges et précipitation du haut de la roche
Tarpéienne ; contre le libelliste, fustigation jusqu'à la mort ; châti-
ments tous originaires de l'Orient. L'homicide volontaire est pendu,
après fustigation préliminaire, à l'arbre malheureux, c'est-à-dire à
l'arbre qui ne rapporte pas de fruits. Celui qui a été jugé ennemi de
sa patrie est frappé de verges jusqu'à la mort, et sa tête est ensuite
coupée et exposée à une potence (1). » Peine de mort contre celui qui
jetera un sort sur la récolte ; contre celui qui la séduira (qui l'attirera
du champ d'autrui dans le sien) ; contre celui qui, la nuit, enverra son
troupeau dans le champ d'un voisin ou coupera le blé de ce dernier ;
le coupable sera pendu à l'autel de Cérès (2). »

Il est facile de voir par ces derniers dispositifs que la croyance aux
maléfices et à l'existence des maléficiers et sorciers est de date ancienne. C'est cette même croyance qui, ainsi que nous allons en avoir

---

(1) Suétone, *Vie de Néron*, 49 ; *Pandectes*, liv. XLVIII, tit. IV, art. 3.

(2) Pline, *Hist. nat.*, liv. XVIII, 3 ; Ortolan, *Histoire de la législation romaine*,
p. 97 ; Michelet, *Hist. rom.*, t. I, p. 324.

la preuve dans un instant, exercera une si grande influence sur le sort des aliénés au moyen âge, et imprimera à la pénalité de cette époque un caractère inouï de sévérité.

J'aurais voulu entrer dans quelques considérations sur l'application à la torture chez les Grecs et les Romains. Mais ce sujet m'entraînerait trop loin ; il faudrait pour cela tracer l'historique lamentable de l'esclavage chez ces peuples, réputés cependant, à juste titre, comme les plus civilisés du monde ancien (1).

On peut se demander maintenant avec inquiétude si cette législation cruelle et cette pénalité excessive à tant de titres ne compromettaient pas les avantages qui résultaient, pour les aliénés, de la manière dont la science médicale, chez les anciens, avait compris la nature de leur maladie. Il est incontestable que, dans une infinité de circonstances, ils devaient être les victimes de l'ignorance et des préjugés de leur temps, ainsi que des dispositions pénales inscrites dans les codes criminels des nations ou consacrés par ce que l'on appelle le droit naturel. Mais comme les sentences injustes prononcées si souvent contre de véritables aliénés ne sont pas le fait exclusif de la législation des Grecs et des Romains et de l'esprit de leur civilisation, comme d'ailleurs les mêmes causes d'erreurs judiciaires qui existaient chez eux vont traverser les siècles et se retrouver jusque dans les temps les plus rapprochés de nous, la thèse que nous avons soutenue reste intacte.

Il est toujours vrai de dire que c'est dans les doctrines des anciens médecins, des maîtres de la science, qu'il faut rechercher le point de départ des véritables et saines notions qu'il est permis de se faire de la nature de l'aliénation mentale. C'est de leurs doctrines que s'est éclairée, ainsi que nous l'avons dit, la jurisprudence ancienne qui a légué à la nôtre les éléments du progrès accompli de nos jours.

Enfin, si nous consultons les historiens, les philosophes, les poëtes, que l'on peut regarder, à juste titre, aussi bien comme les interprètes de la raison et du bon sens populaires que des erreurs et des préjugés qui règnent au sein des sociétés, on voit que la notion de l'aliéné, incomplète sans doute dans une infinité de cas, n'était pas cependant totalement effacée et qu'elle projetait souvent une vive lumière sur les faits de la vie commune. Nous voyons même que, dans les cas qui

____

(1) On consultera avec fruit, sous ce rapport, l'ouvrage *Des peines et des crimes dans l'antiquité et dans les temps modernes*, chap. v : *Rome sous la République et sous l'Empire*.

paraissaient obscurs à la justice, le rôle du médecin se trouvait naturellement indiqué, et que l'appel fait à sa science dans l'antiquité la
plus reculée justifie sa compétence dans les choses référentes à la
folie.

Un Grec avait été pris d'une espèce de folie qui lui faisait regarder
comme lui appartenant tous les vaisseaux qui arrivaient au Pirée. Il
les enregistrait, leur donnait ordre de partir, les faisait placer dans
le port, et les recevait à leur arrivée avec autant de joie que si toutes
les cargaisons eussent été pour son compte. Quant à ceux qui péris-
saient en mer, il gardait le silence; mais rien n'égalait sa joie quant il
en voyait revenir à bon port. Son frère, étant venu de la Sicile, le prit
et *le remit aux mains d'un médecin* qui le guérit de sa folie (1).

Plutarque, dans la vie de Dion, nous donne la preuve qu'il était fait
appel aux hommes de l'art dans des cas qui comportaient une véritable expertise médicale. Il s'agit ici d'un cas chirurgical (2). A plus
forte raison devait-il en être ainsi lorsqu'il y avait lieu de se prononcer
sur la santé d'esprit d'un individu soupçonné d'être aliéné.

Ce même auteur met dans la bouche de Cassius des arguments que
ne répudierait pas le médecin expert le plus avancé dans la science
des maladies mentales. « Mon cher Brutus, nous ne voyons et ne sen-
tons pas toujours réellement ce que nous croyons voir et sentir; car
nos sens, faciles à recevoir toute sorte d'impressions, sont fort
trompeurs, et notre imagination, plus mobile encore, les excite sans
cesse et leur imprime une foule d'idées qui n'ont jamais existé. Ils
sont comme une cire molle qui se prête à toutes les formes qu'on veut
leur donner, et notre âme ayant en elle-même tout ce qui produit
l'impression et tout ce qui la reçoit, peut aussi facilement, et sans autre
secours que sa propre puissance, varier et diversifier ses formes. C'est
ce que témoignent assez les différentes images que nous présentent les
songes pendant notre sommeil. L'imagination les excite par le plus
simple mouvement, puis elle leur fait prendre toute sorte d'affec-

(1) ATHÉNÉE, *Banquet des savants*, t. IV, p. 557 de la traduction de M. Lefebvre de
Villebrune.

(2) Dans le fait raconté par Plutarque, il est question d'un certain Sosie qui, voulant
ameuter le peuple de Syracuse contre Dion, se mit à courir tout nu par la ville, la tête et
le visage couverts de sang, comme fuyant les soldats de Dion, qui le poursuivaient et qui
l'auraient maltraité. Mais les *chirurgiens appelés pour visiter la plaie* constatèrent qu'elle
n'était que superficielle et qu'elle avait tous les caractères d'une plaie faite à dessein. Ce
qui confirma ce *rapport* des chirurgiens, dit Plutarque, c'est que l'on trouva le rasoir
avec lequel cet individu s'était blessé volontairement.

tions et de figures fantastiques ; car cette faculté a cela de sa nature qu'elle est toujours en mouvement, et ce mouvement n'est autre chose que l'imagination même et la pensée...... Mais, ce qu'il y a de plus en toi, c'est que *ton corps affaibli par l'excès du travail rend ton esprit plus mobile et plus prompt à changer.* » (PLUTARQUE : *Vie de Brutus.*)

Ce raisonnement de Cassius est l'interprétation la plus saisissante de la manière dont les anciens comprenaient les phénomènes de l'hallucination. Sous ce rapport, les philosophes romains, dont l'imagination était moins vive que celle des Grecs, et Cicéron, entre autres, rejetaient le *quid divinum* dans l'interprétation de certains faits maladifs extraordinaires, tout aussi bien que les médecins de l'école d'Hippocrate. Plutarque qui, dans ses vies des grands hommes, se complaît à relater les événements merveilleux et *surnaturels* de leur existence, interprète ordinairement de la manière la plus saine les prétendus faits de surnaturalisme qui ont tant d'attraits pour le vulgaire (1). Cependant, on remarque qu'il a une tendance à les admettre dans certains cas, et les réflexions dont il accompagne l'événement arrivé à Dion en sont la preuve évidente.

« Dion était assis, sur le soir, dans un portique de sa maison, enseveli dans ses profondes pensées. Tout d'un coup, il entendit un bruit sourd à l'autre bout du portique, et ayant jeté ses regards de ce côté-là, car il y avait encore assez de jour, il aperçut une grande femme qui, par son visage et par ses habits, ressemblait parfaitement à une des furies telles qu'on les représente sur les théâtres, et qui, avec un grand balai, balayait toute la maison. Étonné et effrayé de ce spectre, il envoya quérir ses amis et leur raconta la vision qu'il avait eue, et les pria de demeurer et de passer la nuit avec lui, parce qu'il était entièrement troublé et hors de lui-même, et qu'il craignait encore que ce fantôme ne vînt se présenter devant lui quand il serait seul ; mais cela n'arriva point. » (Traduct. de madame Dacier.)

Plutarque rappelle à ce propos l'apparition de Brutus, et dans le

____

(1) Dans la *Vie de Numa Pompilius*, Plutarque fait bonne justice de la croyance populaire qui attribuait à Numa des rapports avec la déesse Égérie : « Ce conte, dit-il, ressemble aux anciennes fables que certains peuples crédules, qui les ont apprises de leurs pères, débitent encore à leurs enfants. Numa, par des fêtes, des sacrifices, des danses qu'il conduisait lui-même, apprivoisa et adoucit ces courages hautains qui ne respiraient que la guerre. En leur jetant, de fois à autre, des frayeurs dans l'esprit, comme de la part des dieux, et en leur faisant accroire qu'il avait eu des *visions étranges, ou entendu des voix effroyables et menaçantes,* il acheva de les captiver et de les humilier par la religion. » (*Vie de Numa,* traduction de Dacier.)

parallèle qu'il établit entre le meurtrier de César et Dion, l'ennemi du tyran de Syracuse, il fait les réflexions suivantes, qui n'ont pas besoin d'autres commentaires : « Mais ce qu'il y a de plus merveilleux et de plus surprenant, c'est que les dieux les firent avertir tous les deux de leur fin, envoyant à l'un et à l'autre un fantôme horrible qui se présenta devant eux. Cependant, il y a beaucoup de gens *qui nient ces fantômes et ces apparitions d'esprits*, et qui soutiennent que jamais fantôme, ni spectre, ni esprit ne sont apparus à aucun homme qui ait été dans son bon sens, et qu'il n'y a que les enfants, les petites femmes faibles, et les hommes à qui la maladie a affaibli le cerveau, qui se trouvent dans quelque aliénation d'esprit, ou dans quelque disposition du corps très-altérée et très-vicieuse, qui s'impriment dans la fantaisie des imaginations vaines et étranges, et tombent dans cette superstition qu'ils ont en eux quelque mauvais génie. » « Mais (ajoute Plutarque), si Dion et Brutus, hommes graves et fort versés dans la philosophie, tous deux incapables de se laisser abuser et surprendre par aucune passion, ont été si émus du fantôme qui leur est apparu qu'ils ont raconté cette vision à leurs amis, je ne vois pas que nous puissions nous empêcher de recevoir cette opinion, quelque absurde qu'elle paraisse, qu'il y a des *démons envieux et malins* qui, par envie, s'attachent aux plus gens de bien, leur jettent dans l'esprit des frayeurs et des troubles, de peur que, s'ils demeurent fermes et inébranlables dans la vertu, ils n'obtiennent après leur mort une meilleure vie que la leur. »

Cette opinion de Plutarque explique bien la tendance de l'esprit humain à interpréter les faits anormaux de la vie psychique par l'intervention du surnaturalisme. Cette tendance était trop profondément empreinte dans les imaginations pour que les enseignements des médecins aient pu l'effacer complétement. Nous allons la voir réapparaître avec toute sa vivacité dans la période du moyen âge, et les conséquences juridiques de cette croyance feront le sujet du chapitre qui suit.

<hr>

CHAPITRE VII.

DE LA SITUATION DES ALIÉNÉS AU MOYEN AGE.

Nous abordons un sujet fécond en événements douloureux. Le traiter à fond serait dépasser les bornes d'une introduction destinée à nous éclairer sur les causes de tant de perturbations intellectuelles qui revêtirent, au moyen âge, une forme épidémique et amenèrent de si tristes conséquences juridiques pour ceux qui en furent les victimes. Nous en dirons assez néanmoins pour faire voir combien les progrès accomplis depuis un demi-siècle ont été chèrement achetés par l'humanité souffrante, et nous puiserons dans cette étude de nouveaux motifs pour espérer que les améliorations imprimées à la médecine légale des aliénés, par les progrès de la science et l'adoucissement progressif de la pénalité, n'ont pas atteint leurs dernières limites.

J'ai signalé dès le principe ce fait, que la croyance aux influences démoniaques, une fois bien établie, l'esprit humain se résignait à ne plus chercher les lois qui président au développement des phénomènes anormaux que l'on remarque dans la folie, aussi bien que dans beaucoup d'autres affections nerveuses. D'ailleurs les dieux de l'Olympe, dans les Pères de l'Église, ne sont plus, comme dans l'école néo-platonicienne, la Providence détachée en quelque manière de la puissance divine; ce sont des forces hostiles à cette Providence; ce sont les démons, dans le sens défavorable que les notions chrétiennes donnent à ce mot (1). La logique commandait donc aux juges d'être impitoyables envers ceux qui, vouant un culte impie à ces esprits déchus, l'avouaient non-seulement sans pudeur, mais s'en vantaient encore jusqu'au milieu des tortures.

A quelle autre influence, en effet, était-il possible, à l'époque dont nous parlons, de rattacher tant de phénomènes étranges, propres aux affections du système nerveux, et dont les juges ne pouvaient comprendre l'origine maladive?

De tous ces phénomènes il n'en était aucun qui dût amener dans l'esprit des mandataires de la justice autant de perplexités que les hallucinations si communes au moyen âge, et cependant les hallucinations, comme le fait justement remarquer M. le docteur Calmeil, se rencontrent à chaque pas dans les monuments littéraires, historiques et religieux du moyen âge. « Le poëte qui représente Oreste dans le désespoir, poursuivi par le simulacre des Euménides, effrayé par le sifflement d'affreux reptiles, et dans un moment de transport et de fureur se précipitant sur un arc pour en finir avec les déités cruelles de l'enfer, a consacré une peinture frappante d'hallucinations. Les animaux, les arbres parlent souvent dans l'antiquité : autant d'erreurs

---

(1) Dans mes *Études cliniques* et dans mon *Traité des maladies mentales*, j'ai essayé de démontrer comment il fallait chercher jusque dans les principes de la philosophie ancienne *la théorie des influences démoniaques*.

maladives que la tradition nous a conservées et transmises. Presque tout ce qu'on rapporte des *évocations*, des *apparitions*, des *obsessions*, des *revenants*, des *spectres*, des *ombres*, des *simulacres*, des *génies familiers*, des *fantômes*, des *manes*, des *lares*, des *farfadets*, des *lutins*, des *follets*, des *vampires*, des *visions fantastiques*, des *esprits incubes* et *succubes*, a pris naissance dans le cerveau de certains hallucinés. Les hallucinations n'ont donc pas peu contribué à peupler le monde de prodiges. Sentir et juger de la sorte, c'est déjà faire preuve d'un commencement de déraison (1). »

Les juges, d'ailleurs, laïques ou séculiers, n'étaient pas les seuls coupables dans les applications qu'ils faisaient à chaque instant d'une pénalité impitoyable. Sans compter que la signification des phénomènes sensitifs, intellectuels ou moraux, qui constituent la folie, ne pouvait être entrevue et appréciée à sa juste valeur par ceux qui, après une longue période de barbarie, se hasardèrent les premiers sur le champ de l'observation (2), il arrivait encore que les aliénés, poursuivis en justice, devenaient les complices naturels de leurs juges.

« Les démonolâtres se vantaient presque tous, dit M. Calmeil, d'avoir entendu des animaux qui leur conseillaient des crimes abominables. Baluze parle de femmes détestables, qu'il dit fascinées par les séductions du démon, qui s'en vont la nuit, emportées par des animaux, célébrer on ne sait quels mystères, dans la compagnie de Diane et d'Hérodiate. Les aliénés atteints de démonomanie croyaient aller aux fêtes de Satan montés sur un bouc, sur une poule noire, sur les épaules d'un homme velu, ou bien à cheval sur un nuage. Les enfants même décrivaient toutes les sensations de ce singulier transport. Des

____

(1) CALMEIL, *De la folie considérée au point de vue psychologique, philosophique, historique et judiciaire*. Paris, 1845, liv. I, p. 5.

(2) M. Calmeil fait à ce sujet les réflexions les plus justes : « On comprend sans peine, dit ce savant médecin, que l'explication de toutes les lésions de l'entendement, de toutes les aberrations fonctionnelles provenant de l'appareil nerveux, repose sur un ensemble de données anatomico-physiologiques, philosophiques et pathologiques, qui ne se peuvent conquérir que par les efforts d'une observation lente et successive; et qu'en outre la pathologie mentale ne pouvait se débarrasser tout de suite des entraves dont on l'avait surchargée dans les hautes régions de la métaphysique. Toutefois, on ne soupçonnerait jamais, avant d'avoir porté sérieusement son attention sur ces matières, combien de difficultés de toute nature il a fallu vaincre pour assurer à la science le triomphe de quelques vérités physiologiques simples, sur des théories aussi absurdes que compliquées, et dont les conséquences n'étaient pas moins funestes aux intérêts de la vraie religion qu'à la sécurité des citoyens. » (CALMEIL, *ouvr. cit.*, t. I, p. 90.)

hallucinés ont assuré que, certaines nuits, les danses du sabbat étaient purement aériennes, et que le gazon n'était pas foulé, là où cependant tant de personnes avaient pris leurs joyeux ébats. » (CALMEIL, *ouvr. cit.*, t. I, p. 6.)

Si certains aliénés étaient amenés à gémir de leur position et à implorer bien sincèrement l'appui et le pardon de l'Église, il en était une foule d'autres qui, dans leur obstination maladive, se refusaient à récuser la fascination de leurs sens. Il n'était prières, exhortations, menaces d'aucune sorte, qui pussent les empêcher de nier des relations immondes avec les esprits infernaux que leur pensée avait matérialisés. C'est là ce que nous apprend l'histoire des névropathies épidémiques de cette époque, soit que l'on observe ces faits chez les femmes vouées au cloître, soit qu'on les étudie chez celles qui vivaient dans le monde. « C'étaient des hallucinations de la vue, du toucher, des organes de la génération, qui faisaient dire aux femmes que l'on cohabitait avec elles, en présence de leurs époux; c'étaient des hallucinations visuelles, les écarts d'une imagination maladive qui faisaient croire aux maris que leurs femmes avaient forfait à l'honneur sous leurs yeux, sans qu'ils se puissent bouger pour venger leurs affronts. » (CALMEIL, *ouvr. cit.*, t. I, p. 431.)

Que l'on parcoure les procès de sorcellerie du XIVe, du XVe, du XVIe et même du XVIIe siècle, et l'on verra qu'il était pour ainsi dire impossible aux juges d'asseoir leurs convictions sur des preuves plus péremptoires que celles qui leur étaient fournies par les aveux des accusés eux-mêmes (1). Citons, à ce propos, un exemple qui résume toutes les péripéties des procès de sorcellerie qui, pendant plusieurs siècles, ont été intentés à un nombre incalculable d'individus de tout âge, de tout sexe, de toutes conditions.

En l'année 1598, le vice-sénéchal du Limousin fit arrêter le sieur Aupetit, âgé de cinquante-cinq ans, desservant la paroisse de Payas, appartenant à la prêtrise depuis trente ans. Aupetit était accusé de se livrer aux pratiques de la diablerie.

Aupetit refusa d'abord de répondre aux questions qui lui furent adressées par le vice-sénéchal et par le conseiller Dupeyrat, et il de-

---

(1) Nous aurons cependant occasion de démontrer, précisément à propos de la valeur qu'il faut attacher aux aveux des aliénés devant la justice, combien l'adage : *Habemus confitentem reum* peut amener de jugements erronés. Les aliénés n'accusent pas seulement des personnes innocentes comme ayant cherché à leur nuire, mais ils s'accusent eux-mêmes de crimes qu'ils n'ont pas commis. Je dois, à ce propos, renvoyer le lecteur au chapitre des (*Questions cardinales* de la troisième partie de cet ouvrage.

manda à être renvoyé devant les juges ecclésiastiques. « Le pourvoi communiqué au substitut du procureur général, il intervint sentence des présidiaux, par laquelle ils déclarent ladite cause de sortilége être de celles dont la juridiction et la connaissance est attribuée aux prévôts, baillifs, vice-sénéchaux et juges présidiaux, et ordonnent que le procès sera fait audit prêtre par ledit sénéchal, assisté suivant l'ordonnance, sauf d'être traité conjointement par-devant le juge d'église sur le cas commun, suivant sa qualité. »

L'official de l'évêque de Limoges étant appelé, l'on procède à l'audition du prévenu.

Interrogé s'il a été au sabbat, dans une lande de la paroisse de Vigens, si de là il n'a pas vu messire Dumon qui portait les chandelles pour l'adoration du diable, et s'il ne portait pas, lui, le briquet pour l'adoration desdites chandelles, et s'il ne demanda pas à Satan, entre autres choses, un secret pour pouvoir séduire les filles?

Il répond qu'il ne sait pas ce que c'est.

Interrogé si, lorsqu'il va au sabbat, il se frotte d'une certaine graisse appelée la *libette*, et si, un jour étant au sabbat, il fit venir un grand nombre de cochons qui criaient à force et lui répondaient : *Tyran, tyran, nous demandons cercles et cernes* pour faire l'assemblée; et si alors il fit mettre tous les assistants en un rond et un sorcier au milieu, auquel il dit qu'il ne bougeât, autrement que tous étaient perdus?

Il répond qu'il ne sait ce que c'est.

Interrogé s'il ne sait pas *embarrer* ou *désembarrer*, se rendre invisible étant prisonnier?

Il nie tout.

Par sentence du vice-sénéchal et des juges présidiaux, il est condamné à être brûlé vif, avec force amendes; il est dit qu'il sera envoyé préalablement à l'évêque de Limoges pour être dégradé, et qu'il sera, avant l'exécution, appliqué à la torture et à la question (1).

Sur quelles preuves se fonda-t-on, dès le principe, pour condamner à une mort ignominieuse cet ecclésiastique qui s'enfermait dans un système de dénégations absolues? C'est ce que ne dit pas Delancre, qui a recueilli les principaux détails de ce procès. Pourquoi aussi, la peine capitale une fois prononcée, le condamner à la torture? Peut-on admettre que c'est par un raffinement de cruauté, si fréquent dans ces temps barbares? Mais, dans le cas présent, nous touchons au XVIIe siècle, et les mœurs s'étaient adoucies. Il y a donc dans l'application à la

---

(1) DELANCRE, *Tableau de l'inconstance*, p. 502.

torture un motif tout à fait spécial. C'est la persuasion où l'on était (et, sous ce rapport, l'expérience semblait donner raison aux juges dans la grande généralité des cas), que les inculpés qui niaient avec le plus d'insistance étaient précisément ceux qui, appliqués à la torture, faisaient les aveux les plus complets. C'est là ce qui arriva au malheureux curé de la paroisse de Payas, qui n'était qu'un pauvre fou halluciné, et cela depuis nombre d'années, ainsi qu'on peut le voir par sa déposition.

« Je suis allé au sabbat de Mathegoutte, j'ai possédé et détruit depuis peu un livre que je n'entendais nullement et où je lisais des mots étranges. J'ai vu au sabbat le diable sous la forme d'un mouton moitié noir et moitié blanc. Le diable parlait, il se faisait adorer, baiser en certain lieu, et il nous engageait à croire en sa puissance. Le diable avait un signal pour rassembler les sorciers dans les landes de Mathegoutte ; nous nous réunissions chaque fois que nous apercevions au firmament un nuage où se reflétait l'image d'un mouton.

» Il y a vingt ans que je vais au sabbat, soit au Puy-de-Dôme, soit à Mathegoutte ; le démon que je hante a nom Béelzébuth ; j'ai don d'embarrer, de faire cesser les hémorrhagies, de me faire aimer des filles. Il m'est arrivé de m'exercer à faire périr les fruits, à faire mourir les hommes, les femmes et les enfants. Satan nous donne une poudre noire pour commettre mille forfaits. J'ai donné la mort à Pirhen et administré des drogues à Jean Maume.

» Pour faire tomber les fruits avant leur croissance, j'épiais l'apparition du diable dans les nuages ; dès que Béelzébuth descendant sur la terre avait choisi le lieu du sabbat, nous arrivions, nous sorciers, autour de ce prétendu mouton, et nous tracions un cerne ; les châtaiguiers alors dépérissaient.

» Lorsque je désirais quelque chose j'appelais Béelzébuth en ma maison ou ailleurs ; il venait en forme de mouton.

» Béelzébuth m'a demandé l'un de mes doigts, puis un second, puis mon corps tout entier, puis mon âme ; j'ai tout accordé, jamais il ne m'a été possible de faire usage du petit doigt dont il s'était emparé. J'ai fait le signe de la croix au nom de Béelzébuth que j'ai vu métamorphosé en homme noir. Pour le faire venir je criais : tyran ! tyran Béelzébuth.

» Lorsque j'allais au sabbat du Puy-de-Dôme, nous allâmes six ensemble, et ce invisiblement. Pour ce faire, nous étions graissés par Béelzébuth par tout le corps en disant des prières au nom du diable. Nous cheminions rapidement et arrivions en peu de temps ; il me semblait que j'avais des ailes.

» Jamais je n'ai pu m'habituer à la compagnie du diable qui me causait une nouvelle frayeur chaque fois qu'il s'approchait de ma personne. Quand j'essayais de guérir des malades, car j'avais obtenu le privilége de guérir les frénétiques, le diable m'assistait de ses conseils et volait à moi sous la forme d'une mouche de grande taille.

» Le diable m'avait appris au sabbat à dire la messe en sa faveur. Il m'avait ordonné de dire mes prières au nom du *diable* et non au nom du *père*. Je ne disais plus : *ceci est mon corps.....* *ceci est mon sang*. Je prononçais ces mots : Béelzébuth ! Béelzébuth ! Lorsque je faisais mes efforts pour officier dignement, le diable se mettait à voltiger sous mes yeux. Prenant la forme d'un papillon, *il me brouillait l'entendement*, et je me sentais contraint de prier à la manière du diable. La même chose arrivait surtout quand j'étais disposé à me repentir et à demander pardon à Dieu. Tout de suite le papillon apparaissait pour me tourmenter et m'empêcher de faire cette louable action. »

Aussitôt qu'il s'était graissé, dit-il encore, il se sentait forcé d'adorer le diable ; il était emporté ensuite tant loin qu'il voulait. Aupetit assurait que Béelzébuth prenait quelquefois la forme d'un chat et qu'il fréquentait la maison du sieur Gratiolet (1). Satan parlait très-bien le patois limousin, et il avait proposé au prévenu de le conduire dans les habitations de ses paroissiens, pour qu'il pût répandre sur eux toutes sortes de maléfices.

L'homme le moins versé dans les maladies mentales reconnaîtrait facilement aujourd'hui un aliéné à l'ensemble de tous ces symptômes d'une nature si significative. Aupetit, en montant sur le bûcher, maintint comme véritable tout ce qu'il avait récité sur le chevalet de la question.

La variété des aberrations sensitives et intellectuelles de cette époque a engagé les auteurs à établir une classification basée sur la spécificité des caractères délirants le plus généralement observés.

---

(1) Cet aveu suffisait pour intenter un procès du même genre à l'individu ainsi désigné. C'est de cette manière qu'une multitude d'individus se trouvaient compromis par les aveux des aliénés.

CHAPITRE VIII.

DES ÉPIDÉMIES INTELLECTUELLES.

Démonolâtres.

Les aliénés qui, comme Aupetit dont je viens de relater le procès, se sont choisis pour maître le dieu de l'enfer, qui lui adressent les plus fervents hommages et qui se livrent à des actes en rapport avec leur abominable délire, ont été classés, par M. Calmeil, parmi les *démonolâtres*.

« Les individus qui déliraient sur la démonolâtrie prenaient en aversion leur père, leur mère, leurs enfants, l'humanité tout entière. Fatigués de la vie, en proie au découragement, à la tristesse, aux remords, ayant sans cesse l'imagination salie par des sensations du toucher, ne sachant comment éloigner de leurs personnes des diables que leurs hallucinations leur représentaient, sous l'image d'un bouc, d'un chien, d'un fantôme aux pieds et aux mains difformes ; s'entendant sans cesse répéter qu'ils manquaient d'ardeur pour commettre le mal, se sentant brûlés, pincés, mordus, souffrant dans les organes génitaux, s'entendant menacer de la strangulation, du supplice des damnés, ils s'abandonnaient au désespoir, se tuaient de leurs propres mains, ou bien couraient se dénoncer à la justice ecclésiastique, qui se hâtait de les livrer au bras séculier, c'est-à-dire à l'exécuteur public..... Combien de cadavres n'ont-ils pas dévorés? Combien de milliers d'enfants n'ont-ils pas fait périr pour se repaître de sang et de chair? Combien de fois n'ont-ils pas multiplié leurs accouplements avec les démons?

» La démonolâtrie a fait ses principaux ravages parmi les femmes, les jeunes filles, les habitants des campagnes, et n'a pas toujours épargné les enfants, comme on peut s'en convaincre en lisant l'histoire des sorcières du Labourd et du Bastan. Elle a presque constamment régné sous la forme épidémique et a souvent pris naissance, soit pendant le sommeil, soit après le raptus extatique. » (CALMEIL, *ouvr. cit.*)

Démonopathie. Démonopathes.

Le même auteur (M. Calmeil) désigne sous ce nom une variété de folie qui a surtout fait le désespoir des filles cloîtrées et leur a fait donner le nom de *possédées*. Cette affreuse folie est annoncée par la haine de Dieu, par l'impossibilité de prier ou d'entendre prier, par l'insomnie, par le besoin de jurer, de proférer des paroles sales, d'adresser des malédictions au prochain, par des sensations viscérales qui sont attribuées à la présence du diable ou de plusieurs démons dans les entrailles, dans les cavités viscérales, par les besoins de crier, de hurler, d'imiter la voix ou les clameurs des animaux, par le retour d'hallucinations vocales qui font croire aux malades que les esprits impurs parlent par leur bouche, que ce sont ces esprits qui vomissent par torrents les blasphèmes qu'ils sont forcés de proférer, par l'excitation de l'appareil génital, par la persistance d'hallucinations visuelles qui les épouvantent, d'hallucinations qui leur offrent la représentation de fantômes humains, par l'idée que le diable les fait sauter en l'air, les inonde de flammes, les étreint de ses embrassements, les empêche d'approcher des sacrements, de vaquer à l'accomplissement de leurs devoirs religieux..., etc.

Cet état maladif était presque toujours compliqué de convulsions, de catalepsie, et se faisait surtout observer chez les femmes et les filles hystériques. Partout cette folie s'est montrée excessivement contagieuse. Elle a infecté presque tous les cloîtres de l'Allemagne, les hospices, les maisons d'éducation. Elle a rendu tristement célèbres les Ursulines de Loudun, les religieuses de Louviers, les filles de Bayeux, etc.

C'est dans cette forme de folie, dont nous avons encore des exemples chez les femmes hystériques, que domine la rage de l'accusation. Il ne faut donc pas s'étonner si les instructions judiciaires atteignaient rarement des individus isolés. Il suffisait qu'une seule de ces femmes fût mise en jugement pour qu'une foule d'individus innocents se trouvassent également compromis et placés sous le coup de la justice.

Zoanthropie ou Lycanthropie.

M. Calmeil range également la *zoanthropie* parmi les folies démoniaques. « Elle a, dit cet auteur, pour caractères dominants des idées singulières et des aberrations très-bizarres de la sensibilité. Les malades qui ont été affectés en plus grand nombre prétendaient avoir fait des pactes avec Lucifer et avoir obtenu de lui le pouvoir de se transformer en hiboux, en chats ou en loups, pour se gorger plus facilement de sang et de chair. Plusieurs de ces individus s'imaginaient être couverts de poils, avoir eu pour armes des griffes et des dents redoutables, avoir déchiré dans leurs courses nocturnes des hommes ou des animaux, avoir sucé le sang des nourrissons au berceau, avoir commis meurtres sur meurtres. Quelques lycanthropes ont été surpris en pleine campagne, marchant sur leurs mains et sur leurs genoux, imitant la voix des loups, tout souillés de boue et de sueur, haletant, emportant les débris de cadavres. On peut donc présumer que quelques-uns d'entre eux ont pu immoler à leur appétit des êtres vivants ; mais presque tous s'accusaient de crimes qui n'avaient jamais été en réalité commis, comme ils se vantaient aussi d'avoir couvert des louves, d'avoir couru dans certaines nuits sous la forme d'un lièvre.

» Les lycanthropes étaient parfois dans un état assez semblable à l'état extatique, lorsque leur cerveau enfantait les hallucinations et les autres conceptions que nous venons de relater. Ils n'en affirmaient pas moins, après avoir recouvré l'activité de leurs sens, qu'ils n'avaient point rêvé, qu'ils avaient parcouru les montagnes et les précipices pour y relancer leur proie, qu'ils se sentaient harassés de fatigue ; on reconnaît même à ces derniers caractères un état maladif bien positif. Du moment où l'activité intellectuelle s'exerce sur de pareils phénomènes sensitifs, sur de semblables idées, c'est qu'il est survenu quelque lésion fâcheuse de l'entendement.

» La zoanthropie a régné successivement dans beaucoup de contrées ; elle s'y est souvent manifestée sur un certain nombre de malades à la fois ; les pays déserts et sauvages ont souvent été le théâtre de cette sorte de folie. » (CALMEIL, *ouvr. cit.*, t. I, p. 83 et suiv.)

Les faits de lycanthropie existaient dans l'antiquité et ne sont pas le produit direct et exclusif des idées dominantes au moyen âge. Marcellus Sideta parle de ces mélancoliques au teint hâve, au corps décharné, qui, semblables à des spectres, hantaient les cimetières et profanaient souvent le séjour des morts. Cette forme de vésanie, infiniment plus rare aujourd'hui, s'est présentée néanmoins plus d'une fois à l'observation des médecins ; j'en ai relaté un exemple dans mes études cliniques sur la folie (1). Le fou le plus remarquable que l'on ait

(1) Voici ce fait qui retrouve ici sa place naturelle. Il s'agit d'un malade qui était le plus jeune de cinq frères qui tous ont présenté des phénomènes maladifs étranges. Lorsque notre lycanthrope fut revenu chez lui, après avoir fait une retraite dans un couvent de Trappistes, il fut en proie à de grandes angoisses et à d'indicibles terreurs. Il n'était pas seulement préoccupé de son corps, qui était *changé dans sa nature intime* et qui allait tomber en pourriture, mais la perspective des feux de l'enfer qu'il avait mérités pour ses crimes imaginaires le plongeait dans des frayeurs inexprimables. Il tremblait de tout son corps en implorant le secours du ciel, de ses proches, de ses amis. Bientôt après, il repoussait les consolations de l'amitié, et concentrant dans ses propres sensations toute

cité dans ces derniers temps et dont le procès a eu un grand retentissement judiciaire, est celui du sergent Bertrand.

En l'année 1847, l'autorité avait été prévenue que des faits de violation de sépulture se répétaient dans les divers cimetières de Paris,
avec une fréquence déplorable. C'était surtout dans le cimetière du
Mont-Parnasse que se passaient ces scènes épouvantables, et la surveillance la plus active avait été mise en défaut par un individu qui,
ainsi qu'il ressort du procès, était l'unique auteur de ces profanations.
Les cadavres le plus récemment enterrés, et les cadavres de femmes
surtout, étaient l'objet des attentats de ce nécrophile. Ses propres
aveux démontrèrent bientôt que cet instinct, si affreux déjà par lui-
même, était compliqué de la déviation la plus épouvantable qui se
puisse imaginer des instincts génésiques...... Malgré l'avis des médecins, Bertrand fut condamné comme responsable pour un acte que
l'on ne peut attribuer qu'à un état de maladie. La simple connaissance
des faits historiques que nous avons signalés aurait suffi pour éclairer
la conscience des juges. Admettre la responsabilité dans les cas de ce
genre, où la folie d'un inculpé est si facile à constater, c'est infliger
gratuitement un blâme à l'humanité tout entière. La perversité humaine, poussée dans ses dernières limites, ne saurait concevoir de
pareils méfaits. Ils ne peuvent être que le produit de la maladie (1).

son activité délirante, il se faisait horreur à lui-même et devait inspirer à tous des sentiments analogues. « Voyez cette bouche, disait-il en écartant ses lèvres par l'introduction
des doigts, c'est la gueule d'un loup, ce sont des dents de loup ; j'ai les pieds fourchus.
Voyez les grands poils qui me recouvrent le corps. Laissez-moi courir dans les bois, et
vous me tirerez un coup de fusil. »

Tout ce qu'il a été humainement possible de faire pour sauver cet infortuné malade a
été employé ; mais ce fut malheureusement en vain. Il avait des rémittences, mais elles
étaient de courte durée. Dans un de ses moments de calme, il éprouva un grand bonheur
d'embrasser ses enfants ; mais à peine les eût-il quittés qu'il se dit : Les malheureux, *ils
ont embrassé un loup.* Ses idées délirantes se manifestaient avec une activité nouvelle :
Lâchez-moi dans les bois, disait-il, et *vous tirerez dessus comme sur un loup.* Bientôt
il ne voulut plus manger : *Donnez-moi de la viande crue*, disait-il, *je suis un loup.* On
céda à ses désirs, et il mordit au morceau à l'instar d'un animal féroce ; mais la viande
n'était *pas assez pourrie*, disait-il, et il la rejetait. Il finit par mourir dans le marasme,
au milieu du plus violent désespoir. (MOREL, *Études cliniques*, t. II, p. 58. Paris, 1853.)

J'ai donné le portrait de cet individu ; il avait une tête bien conformée, mais les oreilles
étaient démesurément écartées des parties latérales. Il est représenté, écartant avec ses
doigts ses lèvres, pour montrer *ses dents de loup.*

(1) On peut consulter à ce sujet mon travail intitulé : *Considérations médico-légales
sur un imbécile érotique convaincu de profanation de cadavres.* (Lettres à M. le docteur
Rédor, médecin en chef de l'hospice de Troyes. — *Gazette hebdomadaire de médecine et
de chirurgie*, année 1857.)

Théomanie. Théomanes.

« La théomanie, dit M. Calmeil, s'exerce principalement sur les idées qui se rapportent à l'Être suprême, aux saints anges, à la mysticité, aux miracles, à la prédiction des événements futurs. Les individus qui ont, comme ils le disent, reçu des inspirations divines, qui se croient appelés à réformer les religions des peuples, à établir une religion universelle, à donner des leçons de civilisation aux divers souverains de l'univers, qui se disent les envoyés de Dieu, de grands prophètes, qui ont la prétention d'être invulnérables, immortels, comme les fanatiques des Cévennes sous Louis XIV, d'être assez puissants pour ressusciter les morts, se classent parmi les théomanes..... Ces situations mentales anormales se compliquent souvent de convulsions et d'extases. « Jamais, dit encore M. Calmeil (*ouvr. cit.*, t. I, p. 83), les fausses sensations, les hallucinations, les idées de ces aliénés ne sont plus nombreuses et en apparence plus dégagées de la matière que pendant la durée du transport extatique. La vivacité des impressions amène souvent alors des spasmes, des convulsions hystériques, des chutes à la renverse; enfin la langue se délie, l'individu entend souvent l'esprit de Dieu parler dans sa poitrine, et il improvise avec plus ou moins de chaleur. Quelquefois l'improvisation a lieu dans une langue que personne n'a le don d'entendre. Tous ces accidents semblent confirmer de plus en plus, aux yeux des théomanes, leur don de prophétie, l'importance de la mission ou la grâce dont ils sont devenus possesseurs. Cette maladie a attaqué en même temps des populations presque entières. » (*Folie des Cévennes. Folie des convulsionnaires du cimetière de Saint-Médard.*)

Les aberrations isolées de ce genre sont encore de nos jours plus communes qu'on ne pense. Il n'est pas d'asile d'aliénés qui ne renferme des malades de cette catégorie. Les uns appartiennent à la classe des hypochondriaques dont l'affection s'est transformée, et qui, après avoir mené longtemps une existence misérable et subordonnée, se croient appelés à des destinées exceptionnelles. Quelques-uns de ces aliénés sont très-dangereux, et le dépit qu'ils éprouvent de se voir méconnus les amène parfois à chercher la célébrité que donnent les cours d'assises. C'est dire assez qu'ils ne reculent devant aucun forfait. Dans certaines périodes de la paralysie progressive, on observe également chez ces aliénés des manifestations délirantes dans le sens de celles que nous venons de citer. Enfin, les femmes hystériques fournissent le contingent le plus considérable de cette variété d'insensés.

Les considérations que je viens d'émettre prouvent suffisamment qu'il n'est aucune forme d'aliénation parmi celles qui ont revêtu le caractère épidémique au moyen âge, dont on ne retrouve de nos jours les *spécimen* isolés. Nous dirons plus, les manifestations collectives de certaines aberrations de l'esprit humain, avec complication d'extase, de catalepsie, de convulsions, se sont reproduites dans ces derniers temps, et nous aurons plus d'une occasion d'opposer aux épidémies intellectuelles du moyen âge des épidémies du même genre qui ont été observées dans ce dernier centenaire. Au moment même où j'écris ces lignes, une épidémie qui rappelle tous les phénomènes maladifs décrits par les auteurs à propos de la démonopathie, peut être observée sous nos yeux à Morzines, bourg de l'ancienne Savoie. Le mal sévit depuis près de dix ans, et l'on peut appliquer à ces convulsionnaires tout ce qui a été dit des démonopathes du moyen âge : « Dominés pendant leur état maladif par la conviction que le diable peut manœuvrer à son gré les différentes pièces de leur corps, ils se courbent en arc, rampent en s'appuyant sur la nuque et sur les talons, grimpent sur les toits, exécutent des tours de force. Parfois la fureur les saisit au sortir de leurs crises, et il devient difficile de les empêcher de mordre, de se jeter sur les exorcistes (ce sont les scènes de Morzines), de monter sur les autels, de réclamer les adorations du clergé et des fidèles..... Ils prennent volontiers pour eux le nom de l'être qui est censé avoir pris domicile dans leur estomac, dans leur poitrine ou dans leur cerveau : celui-ci se fait donc appeler Béelzébuth, cet autre Léviathan. » (CALMEIL, *oper. cit.*, t. I, p. 16.)

Ce serait une erreur de croire que tous les phénomènes anormaux que je viens de retracer tenaient exclusivement à la domination des intelligences par l'idée démoniaque. Il importe, dans l'intérêt de ces études, d'examiner l'influence des causes de l'ordre naturel, social, politique, qui en modifiant d'une manière maladive le système nerveux, prédisposent l'intelligence à se laisser subjuguer par les hallucinations des sens. Lorsque nous étudions chez un individu la pathogénie de son affection, nous n'acceptons pas que telle ou telle cause puisse exercer une influence absolue. Nous cherchons quel peut être l'élément prédisposant qui fait qu'une cause, qui effleure à peine la sensibilité physique ou morale de tel individu, suffise pour bouleverser la raison de tel autre. Si nous transportons maintenant cette méthode d'observation dans le domaine des épidémies intellectuelles, nous verrons qu'il ne suffit pas de faire ressortir l'influence d'une cause, si puissante qu'elle soit; il faut encore faire la part des prédispositions générales qui font que la cause en question trouve un terrain tout préparé pour agir dans la plénitude de son action perturbatrice.

Quelles étaient donc les causes qui, en dehors de l'idée religieuse faussée dans son acception légitime, modifiaient d'une manière aussi désastreuse le système nerveux des populations dans le moyen âge? Ces causes étaient nombreuses, et tenaient non-seulement à l'organisation sociale, aux influences religieuses et politiques, mais aux maladies épidémiques et contagieuses qui décimaient les populations, à la misère générale, aux famines qui sévissaient périodiquement, toutes causes éminemment propres à modifier d'une manière maladive les fonctions nerveuses et à imprimer à l'organisme une susceptibilité exceptionnelle. Les mêmes causes produiront invariablement les mêmes effets, dans tous les temps, dans tous les lieux, et l'on s'est trop appuyé sur l'ignorance du moyen âge pour expliquer certaines manifestations délirantes dont l'origine doit être étudiée à un point de vue plus large et plus élevé.

« C'est un fait, dit M. Ballanche dans sa *Palingénésie sociale*, que les grandes catastrophes du globe ont laissé d'ineffaçables empreintes dans l'esprit des peuples; que les épouvantes produites par les traces du déluge, les tremblements de terre, les inondations, les fléaux de tout genre, les guerres sans pitié, les exterminations, les incendies, les vengeances, les délations de ceux qui, dans les temps de révolution, assassinent avec un poignard dont le manche est tenu par une main invisible, ne sont pas également supportés par ceux qui en sont les victimes..... L'horripilation qui saisit les hommes dans les jours d'angoisse, dans les temps de crise, et qui *les rend comme insensés*, enivre pour longtemps les imaginations. »

Tous ceux qui ont étudié l'histoire savent que *les jours pleins d'angoisse, que les crises qui rendent les hommes comme insensés* n'ont pas été épargnés aux populations du moyen âge et à celles qui ont subi le contre-coup des dernières convulsions de l'empire romain succombant sous l'invasion des barbares. Comme résultat principal, on remarquera d'abord la facilité avec laquelle se produisaient les phénomènes qui constituent les hallucinations des sens : les fausses sensations de la vue ont particulièrement été observées dans les grandes calamités de la peste. Dans la peste de Néo-Césarée on crut, à diverses reprises, voir des spectres entrer et errer dans les maisons. Dans une peste qui éclata en Égypte du temps de Justinien, on crut voir voguer sur la mer des barques d'airain montées par des hommes qui n'avaient pas de tête. Dans une autre épidémie, qui dépeupla Constantinople, on croyait voir courir d'une habitation à l'autre des hommes vêtus de noir, qu'on prenait pour des démons, et auxquels on adressait le reproche de multiplier le nombre des décès. La peste noire qui, dans le XIIe siècle, enleva plus de vingt-cinq millions d'habitants à l'Europe, d'après les appréciations les moins exagérées, exerça une profonde influence démoralisatrice sur l'intelligence et les sentiments des populations. C'est dans ces influences qu'il faut rechercher l'origine de la folie des flagellants, ainsi que des instincts cruels qui se développèrent au sein des populations consternées et les portèrent à exterminer les Juifs dans quelques contrées de l'Allemagne. On les accusait d'avoir empoisonné les fontaines publiques.

C'est là ce qui m'engage à tracer, aussi rapidement que possible, l'histoire des principales épidémies du moyen âge, ainsi que de celles des XVIe, XVIIe et XVIIIe siècles. J'appellerai surtout l'attention sur certains phénomènes morbides qui se retrouvent dans presque toutes ces épidémies : l'*état convulsif* et l'*état extatique*, ainsi que les *impulsions insolites, soudaines, irrésistibles* pour des actes dangereux.

Ces études n'ont pas un intérêt purement rétrospectif; elles aident à l'explication de bien des faits pathologiques propres à notre siècle. Elles démontrent la solidarité des causes qui, dans tous les temps, dans tous les lieux, ont agi d'une manière funeste sur la raison humaine. Enfin, elles donnent à nos expertises médico-légales un caractère de certitude qui fait que les magistrats sont naturellement portés à nous faire le sacrifice de leurs doutes et de leurs hésitations.

CHAPITRE IX.

TABLEAU ANALYTIQUE ET SYNTHÉTIQUE DES ÉPIDÉMIES INTELLECTUELLES OBSERVÉES DEPUIS LE MOYEN AGE JUSQUE DANS LA PREMIÈRE MOITIÉ DU XIXe SIÈCLE. — CONSIDÉRATIONS MÉDICO-LÉGALES.

Il m'est impossible, on le comprend facilement, de faire l'histoire détaillée de ces épidémies; cela demanderait un travail tout à fait spécial et de longue haleine sur ce sujet (1). Je me contenterai d'indi-

(1) Voyez, à la fin de cette première partie, l'*Index* bibliographique où l'on trouvera la liste des principaux ouvrages à consulter sur ce sujet.

quer dans de simples tableaux, et par ordre chronologique, les principales manifestations délirantes qui se rattachent non-seulement à l'influence exercée par l'idée religieuse exagérée dans ses tendances ou faussée dans ses applications, mais à toutes les autres influences de l'ordre naturel, social ou politique, capables d'exalter outre mesure les esprits et d'amener des actes entachés de folie. Ces tableaux seront accompagnés des considérations médico-légales qu'ils comportent.

Je désire atteindre un autre but encore, qui est de faire ressortir la solidarité pathologique existant entre certains faits extraordinaires, anormaux, particuliers à notre époque, et les faits du même genre observés à une époque antérieure et qui ont donné lieu à tant d'interprétations erronées. Mieux éclairés sur l'origine maladive de ces sortes de phénomènes, les juges actuels ne courent plus guère le risque de s'égarer dans les voies du surnaturalisme, et il est incontestable qu'étudiée et comprise à ce point de vue la médecine légale des aliénés peut trouver un point d'appui dans les enseignements du passé.

Épidémie des flagellants.

Les guerres interminables des Guelfes et des Gibelins, la croyance à la fin prochaine du monde, les famines, les ravages effroyables causés par la peste noire (1343), semblent avoir préparé les âmes à ces manifestations exagérées de pénitence qui, des couvents où elles se produisirent en premier lieu, se répandirent bientôt dans tout le monde chrétien.

Comment, à cette époque, ont pris naissance les processions solennelles des flagellants, c'est sur quoi les historiens ne nous donnent que peu de détails. Toujours est-il qu'un sentiment vague de terreur et de repentir avait traversé les âmes. Le Christ était offensé des crimes des hommes ; c'était là ce que tous répétaient. Les signes de sa colère étaient apparus dans le ciel et sur la terre. Ils se manifestaient par la guerre, la peste et la famine, par des crimes épouvantables et par toutes les désolations que ces calamités et ces désordres entraînaient à leur suite. Ce fut bientôt comme un cri immense qui s'échappa de toutes les poitrines, demandant grâce et merci, et tous promettaient d'expier par d'éclatantes pénitences tant d'horribles forfaits.

L'imagination ardente des populations de cette époque, leur profond sentiment religieux mirent bientôt en pratique les vœux formulés dans un accès de repentir général, et ce fut à Pérouse que s'organisa la première procession des flagellants. Cette manie de la flagellation publique, circonscrite d'abord en Italie, ne tarda pas à revêtir le caractère épidémique et à se répandre en Allemagne et en France.

Les historiens du temps nous apprennent que ces réunions qui parcouraient les villes et les campagnes, la nuit comme le jour, sous les feux de l'été aussi bien que sous les frimas de l'hiver, étaient composées d'hommes de tout âge et de toute condition. On y comptait des nobles et des paysans, des vieillards, des femmes, des jeunes filles et jusqu'à des enfants de cinq ans. Ils étaient tous nus jusqu'à la ceinture, se flagellant cruellement avec des lanières de cuir, le plus souvent armées de pointes en fer. Le rendez-vous de la troupe était quelque église célèbre qu'ils envahissaient, priant à haute voix, poussant des cris et des sanglots, chantant des cantiques composés pour la circonstance, et venant tous, les uns après les autres, exténués, harassés, couverts de sang et de sueur, se précipiter au pied des autels (1).

Les premiers résultats de ces épreuves solennelles semblèrent justifier le principe de la flagellation. Des pénitences éclatantes ramenèrent dans le giron de l'Église une foule de mécréants. Les biens mal acquis furent restitués, un amendement général s'opéra dans les sentiments et dans la conduite des individus. Il ne fut plus question de guerres, et les divisions intestines cessèrent. Les mœurs même de cette rude époque semblèrent s'être adoucies. Les chants licencieux avaient cessé et les réunions bruyantes et mondaines n'avaient plus lieu. On relâcha les prisonniers, on suspendit les exécutions à mort, on rappela les exilés.

Mais les choses ne devaient pas en rester à ce point de simplicité. Il est dans la nature des fonctions du système nerveux de ne pouvoir rentrer immédiatement dans les limites d'où les fait sortir une cause excitante d'une nature déterminée. Il arrive, au contraire, que l'action de cette cause, en se généralisant, amène de nouveaux effets qui deviennent cause à leur tour et qui finissent par produire cet enchaînement, cette succession, cette dépendance réciproque de phénomènes pathologiques, d'où naissent finalement des états morbides d'une nature particulière, et qui paraissent ne plus avoir de relation avec le

---

(1) Les historiens font remarquer que, malgré les excès auxquels se livraient les flagellants, aucun ne devenait *malade*. C'est là un fait propre à toutes les affections du système nerveux où domine une grande exaltation. Nous sommes témoins tous les jours des phénomènes d'anesthésie qui accompagnent ces états. Les individus ainsi exaltés peuvent subir des privations inouïes et acquérir une sorte d'immunité momentanée contre les excès auxquels ils se livrent.

point de départ primitif. Mais ces relations ne cessent pas d'exister, et l'observateur ne doit pas les perdre de vue. C'est dans l'étude des maladies épidémiques qu'il importe surtout de faire la part de toutes les causes secondaires qui, en activant ou en modifiant l'action de la cause primitive, amènent des phénomènes nouveaux d'une nature inattendue. Ces causes ne firent pas plus défaut dans l'épidémie des flagellants que dans toutes les épidémies intellectuelles qui affligèrent l'humanité dans les xv{sup}, xvi{sup} et xvii{sup} siècles, et attirèrent sur les populations des maux incalculables.

Nous avons vu quel était primitivement le but pieux et louable en lui-même des flagellants, et l'on doit le respecter, quelque opinion que l'on professe d'ailleurs sur l'opportunité de pénitences aussi exagérées et accomplies dans de pareilles conditions. Mais ce but luimême ne pouvait être atteint sans qu'il surgît des obstacles propres à surexciter les esprits déjà si violemment exaltés, et à les faire dévier de la ligne primitivement suivie. C'est là, ainsi que nous l'avons dit, la marche que les affections nerveuses suivent dans leur développement.

Plusieurs princes et seigneurs durent s'opposer par la force des armes à l'invasion des principautés et terres de leur dépendance par les flagellants, qui commençaient à constituer une puissance morale formidable, hostile, dans bien des circonstances, aux conditions sociales de l'époque; de là, des réactions qui ne pouvaient que prédisposer les esprits à des manifestations violentes. D'un autre côté, en franchissant les Alpes et en envahissant les peuples d'origine germanique, l'épidémie devait changer de caractère. C'étaient bien extérieurement les mêmes scènes de désolation et de repentir, se manifestant par des processions publiques de personnes de tout âge et de tout sexe, nues jusqu'à la ceinture, qui se flagellaient d'une manière cruelle et se rendaient en pèlerinage dans des lieux vénérés pour y implorer le pardon de leurs péchés. Mais à ces manifestations succédaient, pendant les nuits, des scènes de débauche et d'orgie. Les flagellants finirent même par constituer une secte religieuse des plus dangereuses. Ils foulaient aux pieds la discipline ecclésiastique et se livraient à des actes de débauche intime, comme le cas avait déjà eu lieu pour les Albigeois. Une pareille conduite ne pouvait manquer d'attirer sur les sectaires les foudres de l'Église, la seule arme dont la puissance restait encore debout au milieu du désordre général et de l'insubordination des esprits.

Les choses en étaient à ce point lorsque éclata la fameuse peste noire

qui, de 1347 à 1350, d'après la statistique approximative de Hecker, fit
périr plus de vingt-cinq millions d'individus en Europe. La modification que cette horrible calamité amena dans l'état des intelligences
ne peut guère se comprendre que par les réactions épouvantables qui
s'exercèrent contre les Juifs. Ces malheureux, complétement innocents du crime qu'on leur imputait, étaient accusés d'avoir empoisonné les fontaines, et d'être ainsi la cause de toutes les maladies qui
accablaient les populations. L'opinion populaire, si facilement exci-
table, n'attendit pas l'organisation régulière des tribunaux, qui sévirent
plus tard avec un semblant de formalités, mais avec une cruauté
inouïe, contre la race maudite d'Israël. Dans toute l'Allemagne et sur
les bords du Rhin, en Alsace et en Suisse particulièrement, les populations fanatisées et comme poussées par une rage aveugle, par le
vertige de la folie, procédèrent aux massacres des Juifs, et dans quelques localités à leur extermination complète (1). Tout au plus peut-on
affirmer que de nos jours les haines soient complétement apaisées
dans les contrées qui furent le siège de tant de réactions sanglantes.
Dans une foule de circonstances, et jusque dans ces derniers temps,
des sentiments hostiles se sont manifestés contre les Juifs, sous l'influence de nos commotions politiques; tant il est vrai de dire que les
perturbations éprouvées par le système nerveux dans certaines circonstances déterminées ne disparaissent pas subitement avec la cause
qui les a vues naître. Tout se tient et s'enchaîne dans l'ordre des fonctions nerveuses. Les générations fortement éprouvées lèguent à celles
qui les suivent une susceptibilité funeste, qui peut se modifier sans
doute selon les temps et les lieux, mais qui n'attend parfois qu'une
occasion pour éclater sous sa forme primitive.

La torture que l'on faisait endurer aux accusés ne manquait pas d'a-
mener des aveux et des révélations, absolument comme dans les cas où
l'on appliquait à la question pour crime de sorcellerie; aussi la conscience des juges pouvait-elle être tranquille puisque les inculpés, sous
l'influence de la douleur, avouaient non-seulement les crimes dont on

____

(1) A Strasbourg, si l'on en croit Hecker, deux mille Juifs furent brûlés. Près de
douze mille périrent à Mayence. A Spire et dans d'autres localités, les Juifs finirent par
se renfermer dans leurs maisons et s'y brûlèrent avec leurs familles. Des mères jetaient
leurs enfants dans les flammes pour ne pas les voir baptiser de force. Il est à remarquer
que les mêmes idées d'empoisonnement se manifestèrent dans d'autres épidémies, et
entre autres lors de l'invasion du choléra à Paris en 1831, où plusieurs personnes
furent impitoyablement massacrées par le peuple, dans la persuasion où l'on était qu'elles
empoisonnaient les fontaines.

les accusait, mais bien d'autres encore. On ne sait vraiment ce qui serait advenu de la race infortunée d'Israël si le pape Clément VI n'avait lancé deux bulles d'excommunication contre ses injustes persécuteurs. Ce n'est pas seulement à Avignon qu'il prit les Juifs sous sa protection, mais il interposa sa puissante autorité pour arrêter l'effusion du sang dans tous les pays de la chrétienté.

Les esprits commençaient à s'apaiser lorsque éclata une nouvelle épidémie que je ne puis regarder que comme une modification de la folie des flagellants ; je veux parler de la singulière affection qui se traduisait par des danses désordonnées et par des mouvements convulsifs qui rappellent les principaux phénomènes maladifs de l'épilepsie et de l'hystérie. C'est sur les bords du Rhin, au milieu des tombes à peine refroidies de tant de millions d'hommes qui périrent des suites de la peste noire, que cette étrange épidémie prit naissance. Elle a duré des siècles, soit sous sa forme primitive, soit sous sa forme secondaire. Certains faits maladifs évoquent encore son souvenir, et cette similitude, observée jusque dans ces derniers temps, est trop frappante pour que je n'en dise pas ici quelques mots.

Choréomanie.

SYNONYMIE. — Tanzwuth (des Allemands). Mal de Saint-Jean. Tarentisme. Danse de Saint-Wytt. Mal des convulsionnaires, des trembleurs, des aboyeurs.

J'ai donné les différents noms sous lesquels on désigne, selon les époques et les lieux où elle a sévi, une des plus étranges perversions épidémiques du système nerveux dont l'histoire fasse mention. Voici, d'après les relations du temps, quels étaient au moyen âge les symptômes de cette névrose, qui fut signalée pour la première fois à Aix-la-Chapelle en 1374, et qui, malgré ses transformations à travers les siècles, a été observée de nos jours avec son caractère pathologique essentiel, l'élément convulsif.

Les individus possédés de cette singulière vésanie se formaient en cercle, et, les mains enlacées les unes dans les autres, se livraient pendant des heures à toutes les excentricités d'une danse furibonde, jusqu'à ce que, haletants, épuisés, ils tombaient à terre et se roulaient dans des convulsions. Ils se plaignaient ensuite d'oppression et poussaient des gémissements comme s'ils allaient mourir. Ils réclamaient de la pitié des spectateurs, qui accouraient de toutes parts pour assister à ces scènes étranges, qu'on leur serrât le ventre avec des draps ou des liens : quelques-uns même demandaient avec instance qu'on leur marchât sur le corps et qu'on les frappât violemment sur la région abdominale. C'étaient là les seuls moyens capables de soulager un état nerveux général qui se caractérisait par des convulsions violentes et par une tympanite des plus douloureuses. Quelques-uns étaient à peine relevés qu'ils recommençaient à danser avec fureur. Les phénomènes hallucinatoires les plus variés et les sensations les plus étranges accompagnaient ces violents exercices chorégraphiques. Quelques-uns interpellaient les êtres fantastiques que leur imagination exaltée avait la puissance d'évoquer ; d'autres racontaient qu'il leur avait semblé être plongés dans un fleuve de sang, et qu'il leur était impossible de ne pas se livrer à leurs danses effrénées. Les mêmes phénomènes ont été observés de nos jours dans les *meetings* des méthodistes aux États-Unis. Il y en avait beaucoup qui avaient comme des moments d'extase et de ravissement, pendant lesquels ils voyaient les cieux entr'ouverts et contemplaient la mère de Dieu vers laquelle se dirigeaient leurs aspirations les plus ferventes, et saint Jean dont le nom se mêlait d'une manière symbolique à toutes leurs invocations (1).

Lorsque le mal parcourait toutes ses phases, il offrait les caractères de l'épilepsie, et il n'était pas rare de voir les convulsionnaires se rouler par terre, l'écume à la bouche, et présenter tous les symptômes du mal caduc. Ces convulsions se communiquaient avec une facilité effrayante et ce n'étaient pas seulement les spectateurs, mais les personnes chargées de réprimer cette folie qui étaient entraînées par le même esprit de vertige et que l'on voyait prendre part aux mêmes scènes extravagantes.

La propagation de ce mal à travers les siècles n'est pas un des côtés les moins intéressants de l'étude des aberrations humaines. On le voit sévir avec intensité à différentes époques dans les XIVᵉ, XVᵉ, XVIᵉ et XVIIᵉ siècles. Il signale les derniers jours d'un des règnes les plus glorieux de notre histoire. On le retrouve aujourd'hui encore jusque dans les forêts de l'Amérique, dont les folies des *jekers*, des *jumpers*, des *sadlers*, c'est-à-dire des *trembleurs, sauteurs, aboyeurs* et autres convulsionnaires, ont plus d'une fois troublé la solitude. Il n'est pas de maladie qui porte une atteinte plus sérieuse aux fonctions du système nerveux. Non-seulement elle se propage d'une manière effrayante, mais elle exalte les facultés intellectuelles et affectives au point

---

(1) Les auteurs nous ont conservé la phrase qu'ils répétaient dans le vieux allemand du temps : *Here sent Johan so, so, wrisch und wro, here sent Johan* ; seigneur saint Jean : allons, allons, frais et dispos, seigneur saint Jean...

de provoquer les phénomènes hallucinatoires et les sensations les plus étranges. Elle amène en définitive à la perpétration des actes les plus regrettables, tels que le suicide et l'homicide, ainsi que nous allons en voir des exemples.

Les erreurs et les préjugés auxquels tous ces phénomènes anormaux ont donné naissance ne sauraient se calculer. Ils règnent encore avec plus ou moins d'intensité dans diverses contrées; nous en fournirons des preuves incontestables. La croyance à l'obsession démoniaque n'était sans doute pas étrangère à la manifestation des phénomènes morbides que nous décrivons, ainsi qu'à la pénalité qui atteignit, à diverses époques, ces convulsionnaires; mais cette croyance n'était pas la seule origine des arrêts sévères de la justice. Les XVIe, XVIIe et XVIIIe siècles furent témoins de plusieurs épidémies compliquées d'extase et de convulsion, et la pénalité de ces diverses époques poursuivait un autre but que celui d'atteindre de simples possédés. Les dangers que firent courir aux gouvernements alors établis les anabaptistes, les prophétisants des Cévennes et autres convulsionnaires fanatisés, expliquent assez les réactions sanglantes qui eurent lieu contre ces sectaires; aussi l'histoire de la pénalité envisagée à ce point de vue ne rentrera-t-elle que fort indirectement dans le cadre de ces études.

Quoi qu'il en soit, l'histoire des aberrations intellectuelles épidémiques, envisagée dans ses rapports, d'un côté avec les causes perturbatrices, physiques ou morales, qui s'observaient à certaines époques, de l'autre avec la nature des idées prédominantes, avec les modifications apportées dans la manière générale de voir et de sentir par le changement des mœurs, des habitudes sociales et intellectuelles, etc., cette histoire, dis-je, offre aux médecins légistes un intérêt des plus sérieux. Dans plus d'une circonstance, en effet, le médecin expert peut se trouver en présence de cas extraordinaires qui déroutent la raison humaine et que bien des personnes sont disposées à regarder comme surnaturels. L'homme de la science peut, lui, sans impiété, rejeter le *quid divinum* de l'étude et de l'observation des faits naturels. Chargé de la difficile mission d'éclairer la conscience des juges et l'opinion publique dans certaines circonstances déterminées, il devra négliger le côté théologique, qui n'est pas de son ressort, pour ne s'occuper que de l'explication des faits qui se rapportent à l'objet spécial de ses études. Il puisera, en conséquence, les éléments de ses convictions dans la connaissance acquise des singulières et fatales influences qu'exercent sur la normalité des fonctions nerveuses l'exaltation de certaines idées et la contagion funeste de l'exemple.

L'épidémie convulsive décrite sous le nom de *danse de Saint-Guy* se reproduisit, avec quelques modifications dans ses formes extérieures, en Italie, dans les xve, xvie et xviie siècles. On la désigna alors sous le nom de *tarentisme*, la croyance régnante voulant que les *choréomanes* fussent sous l'influence de la piqûre de la tarentule. C'était là une erreur médicale qui a été partagée par Baglivi et par d'autres médecins.

C'est en se plaçant au point de vue d'une maladie épidémique intellectuelle qu'il est facile de se rendre compte du *tarentisme* qui a régné dans diverses contrées de l'Italie au xve siècle, et qui n'est qu'une modification du mal que nous décrivons. Cette affection convulsive, attribuée par erreur à la piqûre de la tarentule par des auteurs très-recommandables de l'époque et par Baglivi entre autres, n'était autre chose que le résultat de l'influence exercée sur certains tempéraments nerveux par l'imitation. Comme dans toutes les épidémies de ce genre, les filles hystériques et chlorotiques, au dire même de Baglivi, étaient particulièrement affectées de cette manie chorégraphique.

Maladies épidémiques convulsives des femmes cloîtrées et des enfants dans les maisons d'éducation (xviie siècle).

C'est dans le milieu du xvie siècle que l'on vit sévir avec le plus d'intensité cet état nerveux qui se manifestait particulièrement chez les femmes cloîtrées, et qui se caractérisait également par de violentes convulsions et par de singulières aberrations des sens. Les jeûnes exagérés étaient l'élément pathogénique important de la situation; l'imitation, l'influence dominante de certaines idées relatives à l'obsession démoniaque, des tendances érotiques incomplétemént comprimées par les austérités de la pénitence, l'hystérie enfin, névrose si commune chez les femmes de tout rang et de toute éducation, faisaient le reste et amenaient ces complications étranges dont l'étude nosologique des fonctions nerveuses nous offre tant d'exemples dans le passé aussi bien que dans le présent (1).

Sous l'influence des idées régnantes, on ne pouvait attribuer qu'à l'intervention démoniaque les phénomènes étranges observés chez les filles cloîtrées que leur vie recluse semblait devoir mettre à l'abri des causes physiques ou morales qui sévissaient dans le monde exté-

____

(1) Il est à remarquer que les phénomènes que nous décrivons ont particulièrement lieu chez les femmes et chez les enfants.

rieur. A quelle autre cause rapporter ces mouvements désordonnés des membres, ces sensations extraordinaires, ces cris imitant la voix des animaux, ces aboiements désignés sous le nom de *mal de Laïra*, cette dépravation excessive des sentiments qui portait ces saintes femmes à blasphémer et à s'accuser de relations immondes avec l'esprit infernal (succubes, incubes)? Lors donc que la justice intervenait dans les faits de ce genre, force était bien de s'en prendre à l'influence des agents d'un ordre surnaturel ou à l'ensorcellement des individus. De là tant d'accusations injustes, tant d'arrestations de gens innocents et, en résumé, tant de condamnations aux supplices de la torture et des bûchers.

Les mêmes phénomènes étranges se remarquaient chez les enfants aussi bien que chez les grandes personnes. Les orphelins de l'hospice d'Amsterdam furent horriblement tourmentés en 1560 par des convulsions du système nerveux; ce qui les fit soupçonner d'avoir été ensorcelés.

« Je ne puis, dit Horst, m'empêcher de rapporter ce que plusieurs témoins oculaires et dignes de foi, Romains et non Romains, m'ont raconté comme un prodige surprenant et inconcevable à l'esprit humain, à savoir, comment les pauvres orphelins de cette ville furent si horriblement tourmentés en ce temps-ci, que les cheveux en dressent sur la tête quand on y pense; car une grande partie de ces enfants ayant été possédés des esprits malins, furent non-seulement tourmentés en plusieurs manières, mais, même après qu'ils eurent été délivrés, ils s'en ressentirent toute leur vie... Ils grimpaient comme des chats sur les murailles et sur les toits, et avaient un regard si affreux, si hideux, que les plus hardis semblaient en avoir peur. Ils parlaient des langues étrangères et savaient ce qui se passait ailleurs, même dans le grand conseil de la ville. Ils faisaient des grimaces et des postures épouvantables aux portes de certaines femmes, ce qui les fit passer pour *sorcières*; mais je tairai les noms pour sauver l'honneur de leur parenté (1). »

L'épidémie, qui n'épargnait pas même les enfants, nous donne la mesure de la singulière facilité avec laquelle le système nerveux accepte les influences du monde extérieur qui tendent ensuite à surexciter sympathiquement les facultés intellectuelles et affectives. La justice humaine a souvent à sévir contre des enfants, chez lesquels le public est disposé à ne voir qu'une perversité précoce, alors qu'il faudrait

____

(1) Becker, t. IV, p. 517.

tenir compte des éléments maladifs de la situation et faire la part des causes physiques et morales qui produisent des manifestations délirantes anormales dans le jeune âge.

L'histoire des épidémies intellectuelles nous fait connaître, dans plus d'une circonstance, la participation des enfants à l'état d'exaltation des adultes. La croisade de 1213, où des enfants de huit à dix ans suivirent par milliers les injonctions d'un jeune pâtre appelé Étienne, l'état extatique et convulsif des enfants lors des troubles des Cévennes, en sont des exemples frappants. Des enfants de cinq à six ans, et même au-dessous, prophétisaient avec le même fanatisme que les grandes personnes, et les extases auxquelles ces petits êtres étaient soumis avaient la même intensité que chez les adultes. Ce serait à mettre en doute la véracité de l'histoire, si ces faits ne touchaient pas pour ainsi dire à l'époque contemporaine et s'ils n'étaient attestés par les personnes les plus dignes de foi. Mais, quoi qu'on fasse, les phénomènes nerveux qui surgissent dans ces conditions paraîtront toujours prodigieux et recevront une explication extra-physiologique de la part des personnes ignorantes. En effet, le fonctionnement normal du système nerveux ne comporte pas de pareilles anomalies. Il est besoin de causes exceptionnelles et d'un ensemble de circonstances qui touchent aux intérêts spirituels les plus sérieux de l'homme, pour déterminer des états maladifs compliqués de tels paroxysmes nerveux.

Ce sera l'éternel honneur des sciences d'observation d'avoir pu, dans les cas de ce genre, dégager la vérité de l'erreur et réduire à néant l'esprit de mensonge, d'ignorance et d'imposture qui ne peut que compromettre les intérêts religieux, que beaucoup de personnes s'obstinent encore à croire engagés dans les manifestations des faits qui nous occupent. Vouloir imposer, au nom de la foi, la croyance à l'intervention des puissances surnaturelles dans la production des phénomènes maladifs extraordinaires du système nerveux, c'est troubler en pure perte les consciences et semer dans les âmes des germes de folie. La raison humaine ne peut au contraire que gagner en stabilité et en développement dans l'intervention de la science, qui cherche à rapporter à leur véritable origine les faits de l'ordre naturel, et qui, dans ceux qui ne sont pas de son domaine, s'incline avec déférence et respect.

Phénomènes extatiques et convulsifs dans les XVIe, XVIIe et XVIIIe siècles. Faux prophètes. Faux messies. Actes de fanatisme et de cruauté.

Une dernière période nous sépare de l'époque actuelle, mais ce n'est pas la moins fertile en manifestations délirantes épidémiques. Nous allons voir se reproduire sous leurs formes les plus accentuées les états convulsifs et extatiques du moyen âge, avec cette différence toutefois que la nature des causes qui, dans les XVIIᵉ et XVIIIᵉ siècles, surexcitèrent à un point si extraordinaire l'esprit religieux des populations, imprimera aux délires dominants de l'époque un caractère tout à fait exceptionnel.

Les convulsions et les extases de certains individus qui se disaient prophètes, inspirés, envoyés de Dieu ou successeurs des apôtres, n'étaient que le prélude de phénomènes du même genre qui se produisaient chez leurs nombreux adeptes sous une forme épidémique. On vit alors, en mille lieux différents, éclater ces scènes étranges de folie où, sous l'influence de prédications fanatiques, l'exaltation des sentiments, les perversions des sens, se mêlaient le plus ordinairement à l'extravagance, à la cruauté et souvent à la dépravation des actes. La croyance à l'obsession démoniaque était plus que suffisante sans doute pour troubler le repos des esprits dans les siècles antérieurs, mais à cette croyance, qui ne disparut jamais complétement, vint se joindre, dans les siècles qui suivirent, l'action désastreuse exercée sur les intelligences par des sectaires et des fanatiques de toutes les catégories : adamites, anabaptistes, prophètes, faux messies, prédicants et inspirés du Vivarais et des Cévennes, jansénistes, méthodistes, dont les croyances et les actes ne peuvent se séparer de l'histoire religieuse, politique, intellectuelle et judiciaire des XVIIᵉ et XVIIIᵉ siècles.

Pour la connaissance particulière de ces faits, je ne peux que renvoyer le lecteur aux historiens qui les ont décrits ; mais, dans l'intérêt de nos études médico-légales, il importe de rechercher immédiatement les relations nécessaires, fatales qui existaient entre certains actes entachés de déraison et les croyances religieuses qui dominaient la manière d'agir des individus. D'ailleurs, à cette étude qui intéresse particulièrement la pathogénie des affections mentales, se rattachent plusieurs questions de l'ordre judiciaire, de l'ordre pénal, et de l'ordre médico-légal proprement dit. Que penser de l'état mental de tous ces fanatiques ? Étaient-ce là de véritables aliénés ? Ne se rencontrait-il pas parmi eux des imposteurs qui, pour une cause ou pour une autre, trouvaient leur profit à surexciter les passions de la multitude ? Les rigueurs déployées contre ces faux prophètes, ces inspirés, ainsi que contre leurs adeptes fanatisés, étaient-elles légitimes ? Qu'est-il important de faire dans des occurrences pareilles, au point de vue des intérêts sociaux et individuels ? Enfin les manifestations de certains phénomènes anormaux relatés par les auteurs (extases, convulsions, esprit prophétique,

visions, don des langues, exaltation des facultés cérébrales), peuvent-
elles servir à expliquer la nature pathologique des phénomènes de
même genre que nous observons journellement, soit à l'état d'isolement,
soit quelquefois encore à l'état collectif? Telles sont les questions que
nous ne perdrons pas de vue un instant et dont l'élucidation ne peut
que hâter les progrès de la médecine légale des aliénés.

Anabaptistes.

Exagérer les austérités des saints et autres personnages célèbres
sous prétexte d'augmenter le mérite de l'homme, vouloir copier
le langage et les faits des véritables prophètes, chercher dans les
livres saints la justification des actes les plus inouis, telle a été
la prétention des sectaires de toutes les religions et des anabaptistes en particulier. Les fakirs de l'Orient égalent, sous ce rapport,
les insensés fournis par les diverses sectes ou communions chrétiennes. Ajoutons encore qu'un des moyens d'action de ces fanatiques
était de jeter l'épouvante au sein des populations en leur annonçant
les plus grands malheurs, la fin du monde, la résurrection universelle,
l'avénement du jugement dernier. Ils se roulaient par terre comme de
véritables épileptiques, se relevaient ensuite pâles et éperdus devant
les adeptes attérés, prophétisaient, leur conféraient le Saint-Esprit en
prononçant ces paroles : *reçois l'Esprit-Saint*. Telle était la manière d'a-
gir commune aux anabaptistes, aux prédicants des Cévennes et à tous
les fanatiques qui, dans les siècles qui nous occupent, devinrent assez
puissants pour mettre la force et la violence au service de leur délire.
Telle est encore de nos jours la mise en scène des prédicateurs dans
les *camp-meetings* des méthodistes, et il est facile de prévoir la nature
des actes que doit inspirer un pareil fanatisme. Aussi dans l'histoire
lamentable de toutes ces aberrations épidémiques de l'esprit humain
est-on continuellement attristé et comme obsédé par le récit des actes
suicides et homicides, accomplis le plus ordinairement de sang-froid,
avec préméditation et parfois avec une cruauté inouïe.

Mais comment se fait-il que les actes de la dépravation la plus éhontée marchaient souvent de front avec ces appels frénétiques à la pénitence? Était-ce là une aberration maladive du sens génésique? N'y
faut-il voir que l'exagération des instincts propres à l'humanité, ou
l'application de certaines doctrines que les chefs des fanatiques
avaient intérêt à propager pour excuser leurs propres débauches? C'est
à cette dernière supposition qu'il est légitime de s'arrêter; car ce

serait pousser les choses à l'exagération que de voir dans les fauteurs de tous les forfaits qui ont souillé l'histoire de l'humanité des aliénés dignes de commisération. La plupart étaient des imposteurs insignes qui surent exploiter avec habileté la crédulité de leurs adeptes et tourner au profit de leurs mauvais instincts l'esprit de superstition et d'ignorance de leur époque.

Ces hommes que la justice de leur temps a justement punis et que l'opinion de la postérité doit à jamais flétrir (Jean de Leyde et autres fanatiques), professaient que les *souillures de la chair ne s'étendaient pas jusqu'à l'âme, tandis que le corps devait se constituer l'esclave du Très-Haut.* Grâce à la maxime que l'esprit est impeccable, dit M. Calmeil, et aux hallucinations, la polygamie, le meurtre, la prostitution pouvaient passer pour des actes de vertu (1).

« L'abominable principe de l'esprit impeccable, dit Cartrou, dans son intéressante *Histoire des anabaptistes*, détruisit généralement chez ces sectaires toute l'horreur des plus grands crimes. On commit jusqu'au fratricide sans scrupule et quelquefois même on y donna un tour de piété. Dans la ville de Saint-Gall, dit cet auteur, deux frères vivaient paisiblement de leur métier. Nulle jalousie ne troublait l'union fraternelle et ils exerçaient en partie le même art sous le même toit. L'anabaptisme avait déjà fait de fortes impressions sur leur esprit. Les contorsions des prophètes, leurs extases, leurs prédictions avaient échauffé la tête des deux artisans. Léonard, c'était le nom de l'aîné, avait passé toute la nuit à conférer avec Thomas, c'était le nom du cadet. Il lui avait exagéré jusqu'à quel point doit aller l'obéissance du chrétien pour la révélation de Dieu, lorsqu'il se manifeste par les prophètes. On n'avait point oublié dans la conversation l'ordre que reçut autrefois Abraham de sacrifier Isaac. Enfin, les deux frères se trouvèrent disposés à souffrir la mort et à la donner si la volonté du Père céleste se manifestait à eux. Jamais les expressions de tendresse entre ces deux frères ne furent plus vives qu'en ce moment d'enthousiasme. Ils s'embrassèrent mille fois et s'attendrirent mutuellement. C'était

---

(1) CALMEIL, *ouvr. cit.*, p. 250. Il est à remarquer que cette théorie de l'impeccabilité a entretenu les plus odieuses souillures de l'esprit et du corps chez les fanatiques des différentes sectes. Les Manichéens et les Albigeois nous en offrent des exemples dans des temps plus reculés. Chez ces derniers, les *Parfaits* professaient eux-mêmes que l'homme ne pouvait pécher *depuis la ceinture jusqu'en bas*. Nous verrons chez les convulsionnaires de l'époque du jansénisme, de *saintes filles* se prostituer pour figurer la désolation et la déchéance de la véritable Église. Le rigorisme, chez les méthodistes, n'empêche pas les scènes du même genre qui se produisent dans les *camp-meetings*.

pour faire à Dieu un sacrifice plus parfait de leur tendresse. En effet, Léonard rassemble toute sa famille et tous ses voisins. Lorsque l'assemblée fut assez nombreuse, sans se déclarer, il fit venir Thomas au milieu de la chambre qui servait de logement aux deux frères. Léonard redouble ses embrassements; il verse des larmes, il fait mettre son frère à genoux, puis tirant tout à coup une épée qu'il avait tenue cachée jusqu'alors : « Vous apercevez, mon frère, lui dit-il, dans la sensibilité de votre aîné toute la tendresse qu'eut Abraham pour son fils; trouverai-je dans vous le courage et l'obéissance d'Isaac pour recevoir la mort de la part d'un frère qui vous aime? C'est Dieu, c'est le Seigneur lui-même qui m'inspire de renouveler dans ces derniers temps, en vous et moi, tout l'héroïsme qui signala autrefois un père et un fils, au temps d'une loi imparfaite ! » Thomas parut content, et sans verser de larmes, il tendit le cou à l'épée de son frère. Seulement la victime regardait tendrement son sacrificateur comme pour lui dire un dernier adieu. La nouveauté du spectacle surprit tellement l'assemblée et glaça si fort les assistants, que personne ne songea à se jeter sur le fratricide pour arrêter sa fureur. Léonard perça la gorge de Thomas, et du tranchant de l'épée il lui coupa la tête qu'il fit rouler froidement aux pieds de ses parents et de ses amis. Dans la chaleur d'un si furieux enthousiasme, il sort dans la rue portant encore l'épée fumant du sang de son frère. Il court de là dans la place publique, la tête nue et sans chaussures. Le principal magistrat vint à la rencontre du furieux et tâcha de calmer ses transports. Léonard le menaça du jugement dernier. Enfin, tenant bonne contenance en la présence de son juge : « Allez, lui dit-il, entrez dans mon logis et connaissez par vous-même l'action la plus héroïque que la religion ait produite depuis Abraham. » Le fanatique poursuivit sa course dans le reste de la ville. Il y annonça la ruine de Saint-Gall et la fin du monde. Cependant, on s'informe du fratricide, on arrête le coupable et on lui fait expier sur la roue une folie impardonnable. »

L'état de fureur qui suivit cet acte de fratricide n'était pas le symptôme ordinaire et obligé de ces sortes d'états pathologiques. Il est à remarquer au contraire que les fanatiques en religion accomplissent ordinairement leurs meurtres avec un calme et une indifférence pour le moins apparente, sans que le moindre remords traverse leurs âmes. Cette observation s'applique aussi bien aux individus qui agissent dans la surexcitation que crée l'élément épidémique, qu'aux aliénés que nous observons tous les jours et dont les actes sont déterminés par un délire qui leur est particulier. C'est ainsi que, dans l'épidémie que nous décrivons, une foule d'homicides se commettaient de sang-froid. Le meurtrier n'avait nul souci du supplice qui l'attendait. Il avait obéi à une injonction divine, et, partant, il était heureux et satisfait. « Un jeune homme passait par Angerbach; il entra dans une auberge pour y prendre un repas. Tandis qu'il buvait, un rebaptisé qui s'y trouvait lui coupa la gorge. Le meurtrier parut de sang-froid après son crime. Il prit sa route vers une prairie, s'y promena lentement les yeux élevés vers le ciel. Enfin, il se laissa prendre sans peine par la justice du lieu. Interrogé sur les motifs qui l'avaient porté à attenter à la vie d'un inconnu : C'est la volonté du Père céleste, répondit-il (1). »

J'insiste sur ces faits qui, dans nos expertises médico-légales, ont une valeur qui n'échappera à personne. Ils nous donnent la mesure de la profonde perturbation intellectuelle de quelques individus très-lucides en apparence, qu'il y aurait souveraine injustice à condamner et qui, vu la nature de leur maladie, doivent subir un long temps d'épreuve avant d'être rendus à la liberté.

Dans ses *Commentaires sur la folie*, M. le docteur Burrows cite un exemple remarquable de la spontanéité avec laquelle se commettent les meurtres dans le cas de surexcitation des sentiments religieux.

En 1824, les assises de Lancastre, en Angleterre, avaient à s'occuper du sort de la jeune Emma Georges, convaincue d'avoir étranglé son jeune frère. Emma suivait avec soin les réunions connues sous le nom de *revivals*. Elle revint un jour, dit son père, et se mit à prier d'une manière horrible (*in an horrible manner*) pour le salut de ses parents. Qu'entendez-vous par *manière horrible*, demanda-t-on au père? J'entends que ma pauvre fille était violemment agitée au point de nous outrager. A dater de cet instant, Emma ne pensait plus qu'au paradis, et aurait voulu procurer le bonheur de ce séjour à sa mère et à son frère. Cependant elle priait Dieu d'éloigner d'elle cette tentation. Un jour, en revenant du *revival*, elle semblait plus excitée que de coutume; en route, il lui vint l'idée de donner la mort à deux enfants qui jouaient sur le bord d'un précipice; *mais Dieu éloigna d'elle cette tentation*. Son frère Benjamin était seul à la maison, qui l'attendait pour souper. Sa première parole fut celle-ci : — Benjamin, voudriez-vous aller au ciel? — Oui, dit l'enfant, quand je serai mort, je serai bien aise d'aller en paradis. — S'il en est ainsi, mon chéri, dit Emma, vous verrez bientôt notre Père céleste. — Oui, dit encore l'enfant, quand je serai mort,

---

(1) CABTROU, *ouvr. cit.*, p. 158.

j'aurai une grande joie de voir le Seigneur... Emma fit avec le plus grand sang-froid les préparatifs du supplice. Elle improvisa une potence au moyen d'un clou fixé dans la muraille, détacha le mouchoir qu'elle avait autour du cou, fit un nœud coulant, suspendit son jeune frère et l'étrangla. Emma fut acquittée.

Telle est la prodigieuse facilité avec laquelle certains aliénés obéissent aux hallucinations qui subjuguent leur intelligence. La lutte peut être plus ou moins longue, mais, le fait une fois accompli, les individus se félicitent d'avoir été, tout indignes qu'ils sont, les instruments de la volonté divine. J'ai cité dans divers écrits les cruelles extrémités auxquelles se livraient ces malheureux hallucinés, soit sur eux-mêmes, en se tuant, en se mutilant ; soit sur les autres, en immolant les objets de leurs plus chères affections, sous prétexte de les soustraire au danger du monde et de leur faire goûter par anticipation les joies du paradis (1). Dans certains cas extrêmes, les preuves de la folie de ces individus sont tellement surabondantes, que le rôle du médecin expert devient des plus faciles. Dans d'autres circonstances, au contraire, ces sortes d'aliénés cachent avec soin les motifs qui les font agir ; mais il suffit de les interroger avec soin, de les suivre dans les péripéties de leur existence ordinaire, pour découvrir les nombreuses aberrations qui se cachent sous leur raison apparente et leur sang-froid simulé.

Prédicants des Cévennes.

(1636-1707.)

Le phénomène hallucinatoire, qui joue un si grand rôle dans les actes des délirants en religion, était le fait dominant de la folie des prédicants des Cévennes. Pour avoir une idée exacte de l'état pathologique des esprits, il nous suffit de consulter les auteurs contemporains assez instruits et assez impartiaux pour avoir pu examiner avec calme et sagesse ces étranges aberrations épidémiques des intelligences.

Fléchier, dont l'autorité est précieuse, s'exprime ainsi en rendant compte des premières expéditions que firent le régiment de Flandre, les milices et les dragons contre les assemblées de calvinistes du Vivarais : «On se saisit d'abord d'une prophétesse que l'on conduisit à la Torette, redisant mille fois en chemin : «Coupez-moi les bras, coupez-

---

(1) Voyez le chapitre *Aliénés homicides*, dans la deuxième partie de cet ouvrage.

moi les jambes, vous ne me ferez pas de mal », et refusant de manger de peur d'offenser le Saint-Esprit, qui la nourrissait..... Le frère de cette folle n'était pas moins fou qu'elle. Il préchait qu'il voyait le diable, dont il faisait des peintures fort bizarres ; que le Saint-Esprit parlait par sa bouche, qu'il était plus grand prophète que Moïse ; qu'il changerait quand il voudrait la pierre en pain ; enfin, qu'il représentait la personne de Jésus-Christ, qu'il était lui-même le fils du Père éternel, et que c'était là un évangile qu'il fallait croire sous peine de damnation (1). »

Ce simple récit, corroboré par les témoignages de grand nombre d'auteurs, dont quelques-uns ont été les témoins des événements qu'ils racontent, suffit pour montrer la prédominance du phénomène hallucinatoire dans l'épidémie extato-convulsive des calvinistes des Cévennes, et spécifier la nature des idées systématiques délirantes de ces convulsionnaires. « Un inspiré auquel on représentait charitablement qu'il devait obéir au roi, dit encore Fléchier, répondit insolemment qu'il ne craignait rien et qu'il avait le Saint-Esprit. Il découvrit son estomac, et, faisant deux pas en arrière : « Tirez-moi ce fusil, disait-il au maître d'école, vous ne sauriez me faire de mal. » Il ajouta qu'en quinze jours il serait confirmé en grâce et irait à Paris convertir le roi. La femme, *par contagion, devint aussi folle* que son mari. Elle s'imagina que l'enfant qu'elle portait dans son ventre prophétiserait dès qu'il serait né et se ferait entendre à tout le monde. Des soldats, l'ayant depuis arrêtée avec sa sœur, eurent pendant tout le chemin le divertissement de les entendre, l'une, penchée vers son ventre, disant : « Écoutez mon enfant qui prophétise dans mon ventre » ; l'autre leur répétant de temps en temps : « Ne voyez-vous pas le Saint-Esprit qui saute et danse sur mes mains ?» (FLÉCHIER, *ouvr. cit.*, p. 15.)

Il suffit de parcourir pendant quelques heures un hospice d'aliénés pour se convaincre que le langage des fanatiques des Cévennes n'était rien moins qu'inspiré, quoi qu'en aient dit des auteurs très-recommandables qui parlent avec une certaine déférence, et ne sachant trop qu'en penser, de l'esprit prophétique qui animait jusqu'aux enfants au berceau, du don des langues qui semblait devenir le partage de quelques autres, enfin de la facilité avec laquelle des esprits distingués acceptaient comme parole de Dieu les paroles de prétendus inspirés et y conformaient soudainement leur propre manière de voir. Les faits de ce genre et d'autres encore, non moins merveilleux, tels que

<hr>

(1) FLÉCHIER, *Lettres choisies*, t. I, p. 394.

la guérison subite de maladies ou d'infirmités anciennes, l'insensibilité au milieu des supplices, se sont également reproduits chez les convulsionnaires de Saint-Médard ; nous en donnerons l'interprétation dans un instant.

Quant à l'étiologie des phénomènes prétendus merveilleux qui ont été observés dans les Cévennes, nous ne pouvons mieux faire que de revenir à l'autorité déjà citée et qui n'est rien moins que suspecte en cette matière, celle de Fléchier, le savant évêque de Nîmes. Voici en quels termes il s'exprime sur les causes qui troublaient l'esprit des pauvres habitants du Vivarais et des Cévennes, et qui faisaient surgir chaque jour de nouveaux prophètes et de nouvelles prophétesses. Il aurait été à désirer qu'une manière de voir aussi sage eût inspiré les juges de cette époque. Elle aurait empêché les conséquences déplorables des persécutions en fait de croyances religieuses, et enlevé aux manifestations délirantes de nombre de prétendus inspirés leur principal élément d'activité.

« Ces pauvres gens, fait observer Fléchier, n'entendant parler que de ces sortes de dévotions, leur imagination en était remplie ; ils voyaient dans les assemblées ces représentations dont ils s'entretenaient sans cesse eux-mêmes. On leur ordonnait de jeûner pendant plusieurs jours, ce qui leur affaiblissait le cerveau et les rendait plus susceptibles de ces visions creuses et de ces vaines créances. Les courses qu'ils faisaient de paroisse en paroisse, de montagne en montagne, pour y passer les jours et les nuits, sans prendre d'autre nourriture que des pommes ou quelques noix : les spectacles et les exhortations de tout quitter pour se trouver dans l'assemblée des élus fidèles, et d'y faire, comme les autres, des prédictions imaginaires ; la petite gloire d'être élevé sur un théâtre, d'être écouté comme un oracle, de faire tomber d'un seul mot mille personnes à la renverse, de consacrer pour ainsi dire ses extravagances et de rendre sa folie vénérable par le mélange de quelques textes mal expliqués de l'Écriture, c'étaient autant de causes de cette corruption générale. Les ignorants sont disposés à suivre et à imiter ; on leur soufflait l'erreur dans le cœur et dans la bouche : il se faisait une génération spirituelle de prophètes et de prophétesses par les yeux et les oreilles plutôt que par l'esprit et par la foi, de sorte qu'ils devenaient tous ou trompés ou trompeurs par contagion..... Voilà ces communications de l'esprit de Dieu et ce prodige dont on a voulu faire tant de bruit. »

Convulsionnaires du cimetière de Saint-Médard.

(1731-1741.)

Plus nous nous rapprochons de l'époque actuelle, plus aussi l'explication naturelle et scientifique des faits tend à remplacer le merveilleux et le surnaturel que l'esprit d'ignorance et de prévention recherchait si avidement dans les manifestations anormales du système nerveux. Sans doute, les passions religieuses fortement exaltées, souvent même des croyances respectables, des intentions pleines de loyauté, étaient le point de départ de ces étranges perturbations de l'esprit; mais, l'effet une fois produit, les conséquences pathologiques qui en découlaient ne pouvaient que rentrer dans le domaine de l'observation médicale. C'est là ce que confirmera le rapide coup d'œil que nous allons jeter dans un instant sur les troubles intellectuels épidémiques de notre époque. Quelques considérations sur l'épidémie extato-convulsive qui, de 1731 à 1741, régna parmi les jansénistes *appelants*, formeront le lien de transition entre l'époque ancienne et l'époque moderne.

Pour expliquer l'origine pathologique des faits extato-convulsifs qui se rattachent à l'épidémie en question, il est pour le moins inutile de remonter à la doctrine de Jansénius et aux querelles religieuses des jésuites et des jansénistes; ces faits, très-bien connus, sont du domaine de l'histoire. D'ailleurs les hommes qui, les premiers, impatronisent de bonne foi une idée de réforme ou d'opposition à des croyances reçues ne sauraient toujours prévoir les conséquences qui en découleront comme perturbation générale des esprits et manifestations de phénomènes anormaux dans l'ordre des fonctions nerveuses. La faute des exagérations coupables et des entrainements irréfléchis est due trop souvent à des adeptes enthousiastes et ignorants. Peut-être aussi est-il juste d'en rejeter une partie sur la tendance naturelle à l'esprit humain de tout exagérer, et de ne pouvoir plus s'arrêter sur la pente de l'erreur et de l'imitation. Voyons donc, dans l'intérêt de ces études médico-légales, à aborder immédiatement la question par son côté le plus simple et le plus pratique.

« Le 2 mai 1727, dit M. Calmeil, on déposait dans le petit charnier Saint-Médard les restes du très-vertueux diacre Pâris qui venait de succomber aux austérités d'une pénitence meurtrière, ou plutôt au long épuisement du suicide religieux, le plus obstiné, le plus meurtrier de tous les suicides. Pâris avait quitté la terre comme il avait vécu, en protestant avec énergie contre la bulle *Unigenitus* qui soulevait depuis treize ans l'indignation de Port-Royal et de tout le jansénisme. Les *appelants*, dont l'enthousiasme religieux était parvenu à ce degré d'exaltation où il devient susceptible d'exercer une réaction terrible sur les principaux actes de l'innervation, ne tardèrent pas à se porter en foule sur la tombe d'un mortel dont ils ne pouvaient se lasser d'admirer la sainteté. Bientôt on vit éclater quelques-uns de ces effets nerveux inattendus que le vulgaire croit miraculeux, mais qui ne paraissent surnaturels que parce qu'ils n'appartiennent pas à l'ordre physiologique, et que les appareils de l'innervation ne s'élèvent qu'à de longs intervalles à ce degré d'orgasme maladif qui enfante d'apparents prodiges. » (CALMEIL, *ouvr. cit.*, t. II, p. 341.)

Parmi ces effets nerveux inattendus que le public crut miraculeux, nous voyons figurer les phénomènes qui forment la caractéristique essentielle de la névrose hystérique : insensibilité poussée au point de pouvoir supporter, sans douleur apparente, mais non sans conséquence ultérieure fatale pour la santé, les traitements les plus rigoureux; exaltation telle de tous les sens, que l'état hallucinatoire devient pour ainsi dire l'état normal, et donne à quelques-uns le caractère de l'inspiration surnaturelle; augmentation dans le degré d'activité de certaines fonctions cérébrales; manifestation de l'élément convulsif, depuis son mode le plus simple jusqu'à ses proportions les plus formidables. Tous ces phénomènes, et plusieurs autres encore qui sont du domaine de la pathologie nerveuse, tels que la guérison subite de paralysies anciennes, ont été interprétés par beaucoup de personnes dans le sens de faits miraculeux dont il aurait été téméraire et presque impie, à une certaine époque, de rejeter l'authenticité.

L'analyse succincte de quelques-uns de ces faits ne peut qu'aider à l'explication des phénomènes anormaux dont nous sommes les témoins actuels, et leur étude comparée est de nature à faire avancer la science qui est le but de nos recherches.

Guérison de quelques paralysies anciennes.

Il est incontestable que les secousses convulsives éclataient de préférence dans le côté du corps malade, et, comme le fait justement observer M. Calmeil, l'espèce de travail critique qui s'opérait alors dans le lobe cérébral qui avait primitivement souffert tournait de temps en temps au profit de la guérison.

Le fait n'est pas de savoir si ces sortes de guérisons étaient bien solides et bien durables, et si, parmi leurs mécomptes, les thaumaturges n'éprouvaient pas celui de voir quelques-uns des adeptes succomber à des maladies cérébrales aiguës, suite d'un état permanent de surexcitation avec manifestation de mouvements convulsifs extraordinaires. Ce qui est incontestable, c'est qu'après des crises de l'intensité desquelles il est impossible de se faire une idée, des individus perclus de leurs membres marchèrent, et que des sourds recouvrèrent, momentanément du moins, l'usage de l'ouïe. Des phénomènes semblables ont été observés chez les magnétiseurs sans que de part ni d'autre il y ait eu, dans tous les cas et sans exception, comme on serait tenté de le croire, des trompeurs et des trompés. La bonne foi des deux parties peut être réelle dans plusieurs cas de ce genre, et le médecin expert ne saurait se dispenser, en tout état de cause, de faire la part de l'influence énorme exercée sur les fonctions nerveuses par l'imagination exaltée et par l'imitation. Il doit se rendre compte en même temps du tempérament physique et moral des individus, ainsi que du degré de leur instruction antérieure.

« Parmi cette multitude de personnes agitées tout à coup par des mouvements convulsifs accompagnés de prodiges, dit Carré de Montgiron, il y en eut quelques-unes respectables en tous sens. Mais il faut convenir qu'en général Dieu a choisi les convulsionnaires dans le commun du peuple ; que des jeunes enfants, *principalement des filles*, en ont composé le plus grand nombre ; que presque tous avaient vécu dans l'ignorance et dans l'obscurité ; que plusieurs étaient disgraciés de la nature ; qu'il y en avait qui, hors de leur état naturel, paraissaient comme imbéciles (1). »

Si l'on joint à ces causes naturelles les prédispositions héréditaires, l'hystérie agissant dans la plénitude de son action morbide avec prédominance de tendances érotiques, l'exaltation du sentiment religieux dans quelques cas, l'influence énorme de l'imitation, il sera facile de se rendre compte des effets obtenus, sans qu'il soit nécessaire d'en rechercher l'interprétation dans l'intervention des puissances démoniaques.

Insensibilité physique. Tolérance des supplices les plus atroces.

La connaissance des phénomènes propres à la pathologie du système nerveux nous guidera dans l'appréciation des faits qui ont le plus

____

(1) *La vérité des miracles*, in-4°, 1737, t. II, p. 88.

contribué à entretenir la croyance au surnaturalisme. Les ouvrages qui traitent spécialement de l'aliénation sont remplis de faits qui attestent l'insensibilité physique de certains aliénés qui se sont mutilés et suicidés de la manière la plus épouvantable. Le phénomène de l'anesthésie (insensibilité à la douleur) est fréquent chez les hystériques et chez les aliénés avec prédominance de l'état mélancolique. Dans le moyen âge, et même dans des siècles plus rapprochés, ce phénomène servait de criterium pour fixer les juges sur la réalité de la possession démoniaque (1). Mais ce sont surtout les aliénés par fanatisme religieux qui offrent les exemples les plus extraordinaires d'insensibilité physique. L'histoire de Mathieu Lovat, ce cordonnier de Venise qui donna à la ville effrayée le spectacle de son propre crucifiement, a été citée dans tous les traités sur la folie. On peut dire sans exagération que les actes de cruauté exercés envers eux-mêmes par les convulsionnaires de Saint-Médard ont égalé, sinon surpassé, dans quelques cas, les instincts de même genre que l'on a observés chez les faquirs de l'Inde. Au reste, il suffit de laisser parler les auteurs contemporains pour se faire une idée des scènes qui se passaient de 1731 à 1741, au milieu de la ville la plus civilisée du monde. Voici comment s'exprime un écrivain de cette époque.

« Des personnes jeunes et sans coiffure se heurtent avec violence la tête contre les murs, même contre le marbre. Elles se font tirer les quatre membres par des hommes très-forts, et quelquefois écarteler, donner des coups qui pourraient abattre les plus robustes, et en si grand nombre, qu'on en est effrayé, car je connais une personne qui en a compté jusqu'à quatre mille. C'est avec le poing ou avec le plat de la main, sur le dos ou sur le ventre, qu'on les leur donne. On emploie en quelques occasions de gros bâtons et des bûches ; on leur frappe les reins et les jambes pour les redresser..... Il ne paraît pas que cela les redresse beaucoup, mais ils en sont soulagés, au moins n'en sont-ils pas brisés. On les presse de tous les efforts de plusieurs hommes sur l'estomac, on leur marche sur le cou, sur les yeux, sur la gorge, sur le ventre, on s'y assied ; on leur arrache le sein..... quelques-uns s'enfoncent des épingles dans la tête, sans aucun mal, et paraissent avoir le dessein de se précipiter par la fenêtre, ce qu'on ne permet pas. Tel convulsionnaire a poussé le zèle jusqu'à se pendre à un clou, à un cro-

---

(1) Dans une expertise médico-légale à la date de 1765, et qui se trouve dans les archives de la ville de Rouen, j'ai lu les rapports des médecins, qui concluent à la possession d'une inculpée, parce que l'ayant piquée dans plusieurs parties du corps, ils n'avaient provoqué chez cette femme aucune douleur.

chet, à vouloir être crucifié ; les clous, la croix, la lance, tout était préparé (1). »

On se tromperait toutefois si l'on pensait que des actes de cette nature, qui servaient à repaître la curiosité avide d'une foule d'individus, ne recevaient pas déjà, à l'époque où ils se passaient, le blâme des hommes raisonnables. « On n'aperçoit sur vous, dit un auteur contemporain s'adressant à ces forcenés, que grimaces, contorsions, indécences, grincements de dents, imitation de cris de bêtes fauves, agitation de toute espèce, mouvements effroyables, élancements furieux, renversement de toute la machine et dérangement de la nature si total, que si l'on veut peindre un insensé, un furieux, un possédé, on n'a qu'à peindre un convulsionnaire..... Est-ce ainsi qu'on représente la majesté divine? Est-ce ainsi qu'on représente la sagesse éternelle vivant dans une chair mortelle? Est-ce ainsi que le Saint-Esprit, quand il anime les saints sur la terre, les agite, les déconcerte, les contrefait? » (Dom LATASTE, *Lettres théologiques.*)

Actes étranges de perversion dans la sphère de la sensibilité. Tendances érotiques.

Si tous les jours on n'était pas témoin, dans les asiles d'aliénés, des plus étranges perversions de la sensibilité qu'il soit donné d'observer, on ne pourrait croire à ce que les témoins oculaires nous ont raconté de certaines dépravations des sens chez les convulsionnaires. Je ne m'appesantirai pas longtemps sur l'ardeur maladive qui poussait des jeunes filles délicates, et appartenant parfois à la classe élevée, à panser les plaies les plus dégoûtantes en les léchant avec la langue, en avalant le pus, sans en éprouver, dit-on, aucune incommodité. On a vu des individus, dans la ferveur de leur prosélytisme religieux, accomplir des faits de ce genre, sans qu'on puisse les taxer absolument de folie. J'accorderai encore volontiers que les actes de se faire traverser les pieds et les mains par d'immenses clous de fer, de se faire percer la langue et larder les chairs avec des épées (2), que ces actes, dis-je,

---

(1) *Dissertation théologique sur les convulsionnaires*, p. 70 et 74.

(2) Nous aurons occasion de revenir sur ce phénomène étrange qui porte le sexe le plus faible et le plus timide à se suicider dans certaines circonstances avec une facilité et un entraînement qui ne peuvent s'expliquer que par le vertige des sens. Ces mêmes malades commettent aussi soudainement et irrésistiblement les actes les plus contraires à la nature, les plus opposés d'ordinaire avec le caractère antérieur, avec l'éducation et la moralité bien connue de leurs auteurs.

pouvaient être aussi bien inspirés par une foi vive, mais exaltée, que par un motif de spéculation éhontée qui méritait la sévère répression de la justice (1). Mais il existe d'autres perversions de la sensibilité que tout médecin expert, appelé à donner son avis dans des circonstances de ce genre, devra examiner avec la plus scrupuleuse attention, s'il ne veut pas confondre des actes dépendants d'une maladie du système nerveux avec certaines dépravations du sens moral, que l'on a souvent été tenté d'assimiler à la folie, et qui, dans notre manière de voir, méritent néanmoins l'application de la pénalité la plus sévère.

Il est un fait incontestable, c'est qu'à toutes les époques, et les exemples ne manquent pas de nos jours, des êtres dépravés, poussés par le sentiment de la débauche la plus raffinée, ont recherché de propos, délibéré dans la douleur physique, un nouvel élément d'excitation génésique. « Pour certains individus, dit M. Calmeil, l'habitude du fouet est la source des plus condamnables jouissances. Les coups sur le siége, suivant l'abbé Boileau, poussent des impressions au cerveau et y peignent de vives images de plaisirs défendus qui fascinent l'esprit et réduisent la chasteté aux abois. Les orties, les pointes acérées deviennent pour des misérables des instruments de plaisir. Cœlius Rodogonius parle d'un homme qui se faisait cingler de coups de fouet jusqu'au sang, et qui savourait avec brutalité le charme de l'amour et des coups. Brunsfeld et Meibomius consignent dans leurs écrits beaucoup d'exemples d'une semblable perversion de la sensibilité physique. L'empressement avec lequel un certain nombre de filles et de femmes convulsionnaires couraient à Paris après les épreuves d'un martyre apparent, se trouve encore expliqué par l'état d'excitation des organes génitaux. Au diapason où leur sensibilité se trouvait montée pendant le paroxysme hystérique, le plus grand nombre des convulsionnaires de Saint-Médard n'éprouvaient, en affrontant la violence des coups, habituellement les plus douloureux, qu'une sensation de plaisir. Ne soyons donc pas étonnés si beaucoup de convulsionnaires en vinrent à se vautrer dans la débauche la plus criminelle, sans cesser toutefois de mettre en avant les intérêts de la religion, et en assurant que c'était Dieu qui l'entendait ainsi, parce qu'il avait décidé que son

____

(1) C'est l'opinion que l'on se forme en lisant les mémoires de madame de Crécy. Des filles, des femmes de la basse classe se donnèrent ainsi en spectacle, et spéculèrent honteusement sur la crédulité et sur le sentiment religieux des assistants. Le même fait s'est renouvelé souvent dans les différentes épidémies intellectuelles dont nous avons fait mention, et nous aurons occasion d'y revenir dans le chapitre de la *Pénalité au moyen âge*.

Église, avant de subir la réforme qui était nécessaire, passerait une fois encore par tous les degrés d'humiliation, par toutes les souillures. » (CALMEIL, *ouvr. cit.*, t. II, p. 385.)

Si l'excuse de certains actes devait se trouver dans l'excessive dépravation de leurs auteurs, il faudrait accepter comme conséquence de la folie les crimes exécrables commis par des monstres dont l'histoire a justement flétri la mémoire. Or, tout médecin versé dans la connaissance des maladies nerveuses se gardera bien de tomber dans une pareille erreur. Il saura par expérience que les aliénés ne se livrent pas systématiquement à des actes de débauche raffinée. Le trop fameux maréchal de Rays, qui immola plus de sept cents enfants à ses goûts monstrueux, fut justement condamné à mort par le parlement de Bretagne, et ses complices, qui subirent le supplice du bûcher, furent mal reçus de faire valoir l'insanité d'esprit de ce grand coupable.

Encore une fois, les aliénés sont incapables de chercher dans des débauches systématiquement raffinées la satisfaction de leurs instincts dépravés. L'érotisme du paralysé progressif est temporaire et signale une des phases de sa maladie. Il en est de même des folies hystériques et de plusieurs catégories d'aliénés, dont les instincts dépravés ont un caractère tout à fait particulier, identique chez ceux qui sont affligés du même mal, stéréotypé chez tous, et invariablement en rapport avec telle ou telle période d'évolution de la maladie qui trouble leur intelligence (1). Il s'en faut bien d'ailleurs que tous les aliénés indistinctement, comme le supposent fort gratuitement les personnes étrangères à la science, aient des tendances érotiques. Le satyriasis, la nymphomanie, constituent de véritables états maladifs, que l'on observe très-rarement du reste, et qui sont faciles à distinguer de l'état passionnel. Il en est de même des instincts abominables qui ont porté certains nécrophiles à violer la sépulture, et même la personne des morts. Dans tous les cas les actes érotiques des aliénés n'ont aucune analogie, quant à leur nature, à leur durée, à leur mode de perpétration, avec les actes compris sous la dénomination d'*outrages aux mœurs*,

______

(1) Chez les individus immoraux par système, les actes érotiques sont incessants et variés. Ils se prêtent à la diversité des circonstances où se trouvent placés les individus. Ces actes se renouvellent sous des formes qui puisent leur caractère dans les ressources infinies d'un esprit corrompu. Ils n'ont rien de la fatalité maladive qui entraîne périodiquement à la perpétration d'actes similaires. Ils persistent enfin chez le criminel, malgré la décadence des forces physiques, et lorsque celui-ci est mis hors d'état, par le progrès de l'âge, de se livrer à des actes érotiques, son esprit ne s'en repaît pas moins du souvenir des images les plus honteuses.

d'attentat à la pudeur. Ces derniers tombent sous la juste répression de la loi, quoique l'on ait voulu souvent arguer de la violence de la passion ou du peu d'intelligence des individus inculpés (1).

De quelques autres faits extraordinaires observés dans les épidémies intellectuelles: raptus extatique; prétendu don des langues; augmentation et diminution des facultés: hallucinations, etc.

L'étude approfondie des maladies nerveuses nous permet aujourd'hui de rapporter à leur véritable origine pathologique des phénomènes qui ont souvent été interprétés dans le sens du surnaturalisme, par la raison qu'ils s'écartaient de l'ordre des faits communément observés. Une simple description des phénomènes initiaux de la folie nous démontrera les analogies qui existent entre ces phénomènes et quelques-uns des faits prétendus surnaturels observés dans la plupart des épidémies.

Le début de toutes les folies se caractérise d'abord par des alternatives de dépression et d'excitation qui trompent rarement un médecin expérimenté, mais qui peuvent en imposer aux personnes étrangères à la science. Lorsqu'un individu, après être resté longtemps dans une profonde dépression, dans un anéantissement à peu près complet de ses forces intellectuelles et physiques, sort tout à coup de cet état, sa famille et ses amis sont naturellement tentés de prendre ce changement pour une guérison. Ils se félicitent même de voir leur malade s'exprimer parfois avec une facilité plus grande et déployer en toutes choses une activité inaccoutumée. Ils sont loin de se douter que ce sont souvent là les prodromes d'une affection qui va parcourir d'une manière fatale ses phases diverses, et présenter des phénomènes d'une nature caractéristique, mais qui n'ont rien de merveilleux ni de surnaturel.

Ces phénomènes, d'un ordre purement maladif, consistent dans

---

(1) J'excepte toutefois les *imbéciles* et les *idiots* proprement dits, qui, sous le rapport des actes en question, occupent souvent la justice. Dans beaucoup de circonstances, ces êtres déchus et dégénérés sont purement *passifs*, et deviennent les victimes des individus qui abusent de l'absence ou du peu d'énergie de leur volonté. Dans d'autres cas, ils deviennent agressifs à la façon des êtres que domine l'instinct de l'animalité et chez lesquels n'existent ni la connaissance différentielle du bien et du mal, ni la crainte de la loi. Nous renvoyons le lecteur aux expertises médico-légales qui, dans le cours de cet ouvrage, ont trait à ce sujet. (Voyez le chapitre consacré aux *Imbéciles et idiots devant la justice*.)

des alternatives de dépression et d'excitation, avec cessation momentanée du trouble des fonctions nerveuses (rémittence), avec retour périodique des symptômes déjà observés, qui diminuent ou augmentent d'intensité, selon que la maladie décroît ou empire, avec exaltation des sens. On est témoin de spasmes, de crises, de convulsions effrayantes. On observe des hallucinations visuelles qui impriment souvent au délire et aux actes des individus un caractère étrange, désordonné, parfois même dangereux. Des tentatives de suicides, d'homicides, d'incendies se sont accomplies dans ces circonstances avec une facilité effrayante. Lorsque la maladie doit se terminer d'une manière fatale, les symptômes prennent un caractère de plus en plus accentué. L'activité plus grande de la pensée, sous l'influence de l'excitation générale, devient bientôt de l'incohérence ; les faits prodigieux de mémoire que l'on avait précédemment observés font place à la torpeur de l'intelligence et à la perte des souvenirs, à un état de véritable idiotisme. En d'autres termes, la maladie suit sa marche ascensionnelle, et chacune de ses phases correspond à telle ou telle aberration spéciale de l'intelligence, à telle ou telle perversion caractéristique des sentiments. C'est ainsi que l'observation intime des faits pathologiques propres au début, à la marche et à la terminaison des maladies, nous laisse vis-à-vis des tristes réalités de la situation et en fait disparaître le merveilleux.

L'observation médicale des phénomènes, voilà la base sur laquelle s'appuie notre criterium lorsqu'il s'agit d'examiner l'état mental d'individus incriminés en justice. Est-il possible maintenant, d'après tout ce que nous avons dit, d'apporter une autre méthode d'observation dans l'examen des faits prétendus surnaturels qui se passent dans le cours des épidémies intellectuelles, et qui ont tous la même origine maladive que les faits relatifs à la pathologie du système nerveux ? Nous ne le pensons pas, car le *quid divinum* n'est pour rien dans la manifestation des phénomènes de l'ordre naturel, et ces derniers, si anormaux qu'ils puissent être, sont de la compétence du médecin.

Plusieurs convulsionnaires acquéraient une étonnante lucidité de parole. « On voit, a dit un témoin oculaire, jusqu'à des filles extrêmement timides dont le fonds n'est qu'ignorance, stupidité, basse naissance, qui, dès qu'elles sont en convulsions, parlent néanmoins très-exactement, avec feu, élégance et grandeur, de la corruption de l'homme par le péché originel..... Une jeune enfant, hors de convulsions, était d'abord si timide et si farouche, que l'on ne pouvait tirer d'elle une seule parole, et qu'elle paraissait presque imbécile. Cependant, aussitôt qu'elle était en convulsion, elle répondait à tout avec tant de justesse, elle semblait avoir tant de pénétration, qu'on l'eût prise pour une personne qui aurait eu de grands talents naturels et l'éducation la plus parfaite (1). »

Mais ce sont là des faits que nous observons journellement dans nos asiles aussi bien que dans le monde extérieur. Les livres qui traitent de ce sujet sont pleins d'exemples qui font ressortir la prodigieuse facilité avec laquelle s'expriment les hystériques dans leurs accès, ainsi que le singulier phénomène de la suractivité de la mémoire chez ces sortes de malades. Mais aucun médecin ne sera tenté de prendre pour un don surnaturel des langues les paroles incohérentes et baroques que ces hystériques et d'autres aliénés encore prononcent dans leurs accès. Ainsi en est-il de leurs hallucinations, qui ont toutes un caractère maladif, et qui s'évanouissent quand les appareils des sens sont rentrés dans leur calme ordinaire. Ce phénomène n'est pas plus surnaturel que les actes étranges qui en sont la conséquence (2).

De l'état mental de quelques personnages historiques. Opinion des contemporains. — Absence de surnaturalisme. Influence de l'imitation.

Dans l'épidémie extato-convulsive des Cévennes, dans celle des *appelants*, ainsi que dans toutes les épidémies qui ont compromis d'une manière plus ou moins générale, plus ou moins permanente, le fonctionnement des facultés intellectuelles chez un grand nombre d'individus, il est un fait qui a toujours considérablement frappé les esprits. Je veux parler de l'entraînement de personnes qui, par leur éducation antérieure, par leur position sociale, par la nature même de leurs fonctions, auraient dû, plus que toutes les autres, être à l'abri de la contagion.

Un sieur de Mandagon avait été pendant un temps le subdélégué de l'intendant de Basvée, le plus redoutable ennemi des protestants. Homme sage dans ses mœurs, père d'une famille très-considérée, M. de Mandagon prit à tâche, à l'âge de plus de soixante ans, de faire revenir une prophétesse. Bientôt on s'aperçut que cette fille, qui prophétisait en langue étrangère, était enceinte. Le convertisseur, après s'être démis de toutes ses charges, annonça, à qui voulut l'entendre et même à son évêque, que c'était par le commandement de Dieu qu'il

---

(1) CABRÉ DE MONTGIRON, *ouvr. cit.*, t. II, p. 18.

(2) Voyez le chapitre de la *Folie hystérique* dans cet ouvrage.

avait connu cette prophétesse, et que l'enfant qui en naîtrait serait le sauveur du monde. Ce seigneur, au dire du maréchal de Villars, hors la folie de croire que Dieu lui avait donné l'ordre de connaître cette inspirée, était très-sage dans ses discours. Il occupait une haute position sociale. Le phénomène de sa *conversion* s'était produit d'une manière pour ainsi dire miraculeuse, ou tout au moins subite, inattendue. « Que l'on juge, dit M. Calmeil, de l'effet que produisit dans le public l'espèce de monomanie de ce personnage (1). »

Une autre conversion, qui ne fit pas moins de bruit, fut celle de M. Fontaine, homme très-instruit et très-distingué du reste, secrétaire des commandements du roi Louis XIV. « Ce personnage était, comme presque toute la cour, opposé à la cause des *appelants*. Se trouvant à Paris au commencement de 1733, dans une maison où on l'avait invité à dîner en une grande compagnie, il se sentit tout à coup forcé par une puissance invisible de tourner sur un pied avec une vitesse prodigieuse, sans pouvoir se retenir; ce qui dura plus d'une heure sans un seul instant de relâche..... Dans le premier moment de cette convulsion si singulière, un instinct, *qui venait d'en haut*, lui fit demander qu'on lui donnât au plus vite un livre de piété. Celui qu'on trouva le premier sous la main et qu'on lui présenta, fut un tome de *Réflexions morales* du père Quesnel, et quoique Fontaine ne cessât pas de tourner avec une rapidité éblouissante, il lut tout haut dans ce livre tant que dura sa convulsion. » (CARRÉ DE MONTGIRON, t. II, p. 12 et 13.)

Il est nécessaire de lire dans l'ouvrage de cet auteur, témoin oculaire des faits qu'il raconte, le récit presque incroyable de la folie extato-convulsive de ce personnage; car quel autre nom donner à un ensemble de phénomènes maladifs qui se répétèrent journellement pendant des mois, qui furent accompagnés et suivis de jeûnes tellement exagérés, de phénomènes hallucinatoires tellement étranges, que les aliénés seuls peuvent nous offrir de pareils exemples? Il est bon d'ajouter que Fontaine devint sujet à des extases, qu'il se mit, comme tant d'autres, à prophétiser l'arrivée d'Élie, la réforme des abus, la conversion de tous les infidèles à la manière des jansénistes, et qu'il offrit enfin les vrais caractères des aliénés désignés sous le nom de lypémanes, avec tendance au suicide (2).

On peut se poser ici la question médico-légale de savoir si ces coryphées de certaines doctrines extravagantes étaient de véritables aliénés,

<hr>

(1) *Vie du maréchal de Villars*, p. 325. — CALMEIL, *ouvr. cit.*, t. II, p. 303.
(2) CALMEIL, *ouvr. cit.*, t. II, p. 339.

et si l'on devait les considérer comme responsables de leurs actes personnels, ainsi que des actes irréfléchis, extravagants, immoraux, souvent même dangereux, auxquels ils entraînaient une foule d'individus.

La question serait insoluble si l'on n'étudiait pas la valeur morale des actes humains dans leurs rapports avec les conditions physiologiques et pathologiques de leurs auteurs ; si l'on ne comparait pas les actes excentriques, ridicules, désordonnés et parfois même malfaisants, auxquels se sont livrés certains individus, à telle période de leur existence, avec les actes sages, sensés, éminemment moraux et intelligents, qu'ils ont accomplis dans telle autre phase de cette même existence.

Un homme sage, sensé, ne se déjuge pas ainsi subitement, et si un fou, comme dit d'Aguesseau, peut commettre parfois un acte de sagesse, un sage ne saurait accomplir un acte de folie.

Il est donc bien évident que de l'étude comparée des actes de la vie d'un homme, selon qu'on les apprécie à telle ou telle phase de son existence, peut se déduire un criterium à l'aide duquel on juge ce qui revient en réalité à la période de sagesse et ce qui appartient à la période maladive.

Lorsque le célèbre naturaliste Swammerdam prit le parti à jamais regrettable de brûler ses manuscrits pour se faire le sectateur de mademoiselle de Bourignon, et demander à cette femme extravagante, auteur des ouvrages mystiques les plus insensés, la grâce d'être régénéré par elle, c'était là un trait aussi étonnant que celui du sieur de Mandagon. Cependant il est impossible de voir dans cet acte, soit un miracle de conversion, soit une transition subite d'un état de raison à un état de folie. Les transitions de ce genre, encore une fois, ne se font pas d'une manière aussi instantanée, et de pareilles défaillances de la raison sont toujours précédées par des phénomènes qui indiquent l'état de souffrance de l'organisme. Or, à propos de Swammerdam, voici ce que nous apprend encore l'observation médicale des faits. Cet illustre naturaliste était depuis longtemps affecté d'une maladie hypochondriaque. C'est au milieu des accès de la plus terrible hypochondriasie, dit Cabanis, que Swammerdam faisait ses plus brillantes recherches. Mais, s'étant mis dans la tête que Dieu pouvait s'offenser d'un examen si curieux de ses œuvres, il commença par renoncer à poursuivre de très-belles expériences sur les injections, dont il avait eu l'idée longtemps avant Ruysch, et dont il avait lui-même perfectionné beaucoup les méthodes. C'est dans cette disposition maladive de l'esprit et sous l'influence d'un paroxysme violent, qu'il finit par livrer aux flammes une grande partie de ses manuscrits (1).

D'ailleurs, il est encore un moyen de juger l'état mental de ces prétendus inspirés, c'est l'examen comparé de leurs écrits, selon qu'ils ont vu le jour à telle ou telle période de l'existence de leurs auteurs. La lecture attentive que j'ai faite, sous ce rapport, des œuvres de Swedenborg (2) et d'autres illuminés, m'a amené à cette conviction, que la période critique pour l'intelligence d'hommes célèbres à plus d'un titre, scientifique ou littéraire, a été signalée par la production de recherches tout à fait étrangères à la nature de leur esprit. C'est dans le

(1) Un phénomène plus étonnant encore, et qui ne peut s'expliquer que par l'état maladif des esprits à certaines époques de réaction religieuse ou politique, est celui de l'influence exercée par des intelligences folles sur des intelligences relativement saines. Mademoiselle de Bourignon, comme mademoiselle de la Mothe et madame Guyon, appartenait à cette classe d'hystériques hallucinées qui se sont donné une mission divine, et qui ont consigné dans des œuvres monstrueuses toutes les rêveries et les extravagances mystiques et érotiques qui peuvent surgir dans la tête de pareilles insensées. Mademoiselle de Bourignon s'était proposé de *régénérer le monde*, et elle ne laissa pas de se faire des adhérents dans toutes les classes de la société. En 1667, elle prêchait à Amsterdam, et elle eut le singulier talent de réunir autour d'elle, et de rendre attentifs à l'exposé de ses doctrines extravagantes et de sa prétendue mission, une foule d'individus appartenant à toutes les communions religieuses, une quantité de sectaires obligés de fuir leur pays, et qui trouvaient aide et protection dans cette grande capitale, refuge alors le plus assuré de tous les proscrits, soit en matière de religion, soit en matière politique. Elle comptait parmi ses auditeurs des catholiques romains, des réformés, des luthériens, des anabaptistes, des sociniens, des quakers, des théologiens, des philosophes, des rabbins, de prétendus prophètes et des exaltés de tout genre qui l'écoutaient avec admiration. Ses partisans auraient même été plus nombreux, si elle n'avait froissé la susceptibilité de beaucoup d'entre eux en les traitant avec hauteur, et si elle n'avait trop insisté sur ce que Dieu lui avait révélé qu'aucun homme ne pouvait prétendre à la dénomination de véritable chrétien, s'il n'était régénéré par elle. Elle eut le tort aussi, aux yeux de plusieurs, de s'attaquer à la philosophie de Descartes, prétendant que la doctrine de cet homme, si vénéré alors en Europe, n'était qu'une hérésie monstrueuse, un tissu d'abominables erreurs, une offense continuelle envers la Divinité, parce que Descartes, disait-elle, voulait substituer à Dieu la raison humaine pervertie. (MOREL, *Swedenborg, sa vie, ses écrits, ou Coup d'œil sur le délire religieux*, Rouen, 1859. *Mémoires de l'Académie.*)

(2) Avant d'avoir produit ses traités *Du ciel et de l'enfer*, de la *Nouvelle Jérusalem et de sa doctrine céleste*, de l'*Apocalypse révélé*,... etc., et fondé une religion nouvelle, Swedenborg avait débuté par des œuvres d'une haute portée scientifique et philosophique ; il avait rempli en Suède les fonctions les plus importantes. C'est à l'âge de cinquante-six ans que, se trouvant dans une taverne à Londres, il eut sa première vision, qui exerça une si grande influence sur ses destinées. Il abandonna dès lors les honneurs et les dignités, pour se consacrer exclusivement à la propagation des choses qui lui étaient révélées.

sens des élucubrations mystiques que s'égarent d'ordinaire ces intelligences richement douées, originales, mais chez lesquelles on n'a pas laissé de remarquer, dès le principe, une certaine dose d'excentricité. Si donc les œuvres qu'ils ont accomplies dans cette période de leur existence que j'ai appelée période critique ne portent pas toujours d'une manière absolue le cachet de la folie, elles dénotent néanmoins un grand affaiblissement intellectuel.

Les écrits des aliénés de nos asiles offrent sous ce rapport de singulières analogies avec les faits que nous venons de citer. Parmi ces malades il en est qui ont des prétentions littéraires et scientifiques énormes. On compte chez eux des utopistes, des rêveurs de toutes les catégories, des illuminés, des prophètes, des réformateurs du monde, des régénérateurs de la société. S'il en est qui acceptent l'inspiration divine et qui reconnaissent humblement que, par eux-mêmes, ils ne sont rien, la plupart ne veulent se soumettre à aucun contrôle. Ils préfèrent puiser dans leur amour-propre insensé, dans leur orgueil maladif, les paradoxes et les idées profondément déraisonnables qui contrastent souvent avec la lucidité dont ils font preuve devant leurs juges, lorsqu'ils n'ont à répondre qu'à des questions qui touchent leurs intérêts matériels. Il en est, par exemple, qui adressent à l'autorité des lettres parfaitement motivées au sujet de l'injuste détention dont ils se plaignent d'être les victimes et qui, à l'appui de leur requête, envoient en même temps des écrits qui dénotent un profond égarement de la raison, ou tout au moins un abaissement considérable des facultés intellectuelles (1).

(1) Il n'est pas de médecin d'asiles d'aliénés qui ne possède des écrits où ces malades, ceux de la catégorie des héréditaires surtout, sous prétexte de faire de la littérature ou de chercher la solution de problèmes impossibles à résoudre, consignent les preuves les plus éclatantes de leurs aberrations mentales. Rien n'égale la stérilité intellectuelle de ces malheureux insensés. Ils ne peuvent rien inventer, rien féconder. La maladie qui a désorganisé leur cerveau les rend incapables de tout progrès. Je fais allusion aux aliénés chroniques et incurables, sans en excepter ces prétendus *monomanes* qui ne délirent en apparence que sur un point restreint, sur l'objet de leurs préoccupations habituelles. Mais pour peu que l'on examine leurs écrits, on voit qu'ils ne peuvent toucher à aucun point sans donner des preuves de folie, et cependant les testaments de beaucoup d'entre eux ont été validés par la raison que la contexture de ces documents solennels ne renfermait rien d'essentiellement absurde ! (Voyez le chapitre *De la validité des testaments.*)

Des épidémies intellectuelles dans le xix⁰ siècle. Des formes prédominantes des maladies mentales de notre époque.

Les phénomènes pathologiques que l'on observe aujourd'hui dans les diverses variétés des maladies mentales ne diffèrent pas de ce que l'on a remarqué dans les siècles antérieurs. Ce sont les mêmes troubles de l'intelligence, les mêmes perversions des sentiments, les mêmes lésions des organes, les mêmes désordres fonctionnels qui forment la caractéristique de la situation intellectuelle, physique et morale des aliénés.

La description que les anciens nous ont laissée des états désignés sous les noms de *manie*, de *mélancolie*, peuvent s'appliquer également, de nos jours, à ces situations où l'individu malade est tantôt excité et tantôt déprimé outre mesure. Si les termes de démence et d'imbécillité n'ont pas la même signification dans le langage juridique que dans le langage médical, nous sommes unanimes à considérer la démence comme une terminaison des affections mentales, et l'imbécillité et l'idiotie comme des états congénitaux qui ne diffèrent que de degré.

Mais si les phénomènes constitutifs et caractéristiques des diverses aliénations mentales restent les mêmes, si l'état extato-convulsif, par exemple, est toujours le caractère prédominant des délires épidémiques où le sentiment religieux est fortement surexcité, ainsi que nous en avons encore des exemples récents, il n'en est pas moins vrai de dire que les idées principales dans la systématisation des délires varient selon les époques, selon les idées qui prédominent dans telle ou telle période plus ou moins avancée des diverses civilisations.

Nous ne retrouvons plus que bien rarement aujourd'hui les faux prophètes et les faux messies si communs à l'époque de la réforme, ainsi que dans les xvii⁰ et xviii⁰ siècles. Beaucoup d'intelligences ne purent supporter alors sans danger la transition subite d'un état de soumission à des croyances généralement acceptées, à l'état d'émancipation, fruit du libre examen. L'orgueil perdit les uns ; le doute et la perplexité assiégèrent la conscience d'une foule d'autres et développèrent une quantité d'états mélancoliques avec prédominance d'idées de damnation et de tendances au suicide.

Les aliénés subjugués par l'idée de possession démoniaque sont très-rares dans nos asiles et ne se rencontrent guère que dans les milieux où règne encore la croyance à la sorcellerie et à l'influence occulte et funeste que des êtres supposés malfaisants peuvent exercer sur leurs semblables par de simples paroles ou par le geste et le regard. Sous ce rapport, la foi au surnaturalisme est loin d'être disparue complétement, et le progrès des lumières n'a pas détruit toutes les idées fausses, tous les préjugés qui égarent les esprits et déterminent à un moment donné des phénomènes maladifs dans le jeu des fonctions nerveuses. L'épidémie récente des tables tournantes nous en a fourni un exemple, et ce n'est peut-être là qu'une variété de la démonopathie, ou tout au moins de cette tendance naturelle à l'esprit humain qui consiste à substituer l'intervention des puissances surnaturelles à l'explication scientifique des phénomènes naturels.

Cependant il est juste de dire que les idées erronées ou superstitieuses n'ont plus, comme autrefois, la chance de trouver leur principal aliment dans l'état intellectuel préexistant des populations, et nous ne reverrons plus, grâce à Dieu, les scènes de désolation que nous ont offertes les épidémies du moyen âge et celles des xvie et xviie siècles.

Mais l'esprit humain est ainsi constitué que la crainte, la terreur, les préventions injustes, ont été, à toutes les époques, et seront toujours les sentiments qui amèneront un grand nombre d'individus à interpréter d'une manière erronée les événements journaliers de la vie ainsi que les phénomènes intimes de l'existence. D'un autre côté, comment soustraire aux influences fâcheuses du monde physique le système nerveux d'une foule d'individus prédisposés à la folie? Il faut donc bien se résigner à accepter les conséquences fâcheuses de toutes les causes qui, s'attaquant à la raison humaine, développent au sein de la société moderne, et cela dans une proportion considérable, le plus dangereux des délires systématiques, le délire des persécutions.

Tous les jours les tribunaux retentissent des faits et gestes de ces aliénés qui ont cru devoir réagir violemment contre leurs persécuteurs visibles ou invisibles. C'est à l'aide du magnétisme, de l'électricité, des poisons qu'on leur ingère, d'une façon ou d'une autre, c'est en leur suscitant des diffamateurs secrets, c'est en les soumettant à la surveillance de la police qu'on leur *dérobe leurs idées, qu'on attente à leur honneur, qu'on les menace de peines infamantes et même de la mort, etc...* Leurs prétendus ennemis les empêchent, en un mot, de se créer une position sociale et cherchent à ruiner celle qu'ils se sont péniblement acquise. La tendance à réagir par la violence contre toutes ces dispositions malveillantes est tellement enracinée dans le cerveau de ces malheureux, les hallucinations auditives qui les tourmentent sont tellement intenses, qu'il n'est raisonnement, ni preuves d'aucune sorte qui puissent faire antagonisme aux conceptions délirantes de leur esprit. Le suicide et l'homicide sont les actes que ces aliénés commettent le plus fréquemment et cela avec préméditation, choisissant parfois leur temps, leur lieu, leurs victimes. Cette tendance est si forte qu'on en a vu quelques-uns venir se dénoncer eux-mêmes aux magistrats comme ayant commis des crimes dont la pensée était bien dans leur esprit, mais que fort heureusement ils n'avaient pas mis à exécution (1).

Nous avons dit, dans ces considérations historiques, que les grandes catastrophes, que les grandes épreuves, qui rendent les hommes comme insensés et qui frappent pour longtemps les imaginations, n'ont pas manqué au moyen âge. On peut en dire autant de notre époque, à un point de vue étiologique différent peut-être, mais qui n'en intéresse pas moins les médecins et les magistrats chargés, les premiers d'étudier l'état mental des prévenus, les seconds de statuer sur le degré de responsabilité des inculpés et d'appliquer les peines édictées par la loi.

En parlant des grandes épreuves réservées à notre époque, je veux faire allusion aux commotions politiques et sociales qui ont agité le siècle, et qui ont déterminé dans les fonctions nerveuses une impressionnabilité qui, d'après la pensée d'Esquirol, a été funeste à beaucoup, même dès le sein maternel. Mais ce n'est pas seulement au point de vue héréditaire qu'il faut étudier la prédominance de certaines affections nerveuses particulières à l'époque actuelle. Encore est-il juste de faire la part des conditions sociales qui font naître chez beaucoup le désir et jusqu'à un certain point la nécessité de parvenir à la fortune, aux honneurs, aux dignités, ou de succomber dans la lutte. Ce besoin incessant de se créer une position a développé une foule de folies ambitieuses et surexcité d'une manière extraordinaire les fonctions cérébrales d'un grand nombre.

Si l'on ajoute à ces causes morales l'appétit toujours croissant des

(1) Je tiens à confirmer cette assertion par un fait puisé dans la chronique de l'actualité. Il y a quelques jours, d'après le récit de la plupart des journaux, un individu assez élégamment vêtu se présentait aux agents d'un des postes de Montrouge et se constituait prisonnier entre leurs mains, parce qu'il venait, disait-il, de tuer sa femme et ses cinq enfants. « Je ne pouvais les nourrir, » soupirait-il en manière d'excuse. On allait lui mettre les menottes quand survint haletant un autre individu, M. V..., sellier, qui déclara être depuis plusieurs heures à la recherche du détenu, et cela par ordre de sa femme..... Celle-ci s'était aperçue à certains symptômes que son mari était devenu fou. (Voir le chapitre intitulé : *De l'aveu des aliénés devant la justice. Dans quelles circonstances l'aveu d'un crime qu'il n'a pas commis peut-il faire soupçonner la folie de celui qui se dénonce lui-même?*)

plaisirs sensuels et le développement de plus en plus considérable des boissons alcooliques, on ne sera pas étonné de voir prédominer les affections cérébrales idiopathiques dont la paralysie progressive est la manifestation la plus fréquente. De là aussi, la production de certains états maladifs dont le point de départ est dans une influence héréditaire de mauvaise nature et qui se signalent, ainsi que nous l'avons dit dans nos considérations préliminaires, par des actes instinctifs, dangereux ou malfaisants chez les héritiers des prédispositions mauvaises léguées par les ascendants.

Ces réflexions n'ont pas pour but d'introduire ici la question de savoir si le nombre des aliénés est plus considérable aujourd'hui qu'autrefois. C'est là une question plus spéculative que pratique dans l'intérêt de nos études médico-légales ; mais il ressort de ce que nous avons exposé un fait d'une importance très-grande et qui est de nature à sauvegarder les droits des aliénés devant la justice. Je veux faire allusion à la connaissance plus complète que nous avons de l'origine et du développement des maladies nerveuses. Il en résulte cette autre conséquence que les actes des inculpés devant la justice, des inculpés en général, car je ne parle pas exclusivement des aliénés, présentent bien plus souvent qu'autrefois les caractères des troubles de l'intelligence et de la perversion des sentiments, ou si l'on trouve ces termes trop absolus, le caractère de ces circonstances qui atténuent la portée de la pénalité, qui excusent le coupable, non pas en totalité, mais en partie : *quæ faciunt ut mitius delinquens puniatur.*

D'où vient donc une pareille modification dans les éléments de la statistique criminelle ? Est-elle due à la fréquence plus grande des affections mentales ? Non, encore une fois ; car cette augmentation est en ellemême fort contestable. Cette différence provient uniquement, ainsi que nous venons de le dire, des progrès de la science, dont la justice criminelle est bien forcée de tenir compte et non pas de la tendance, injustement attribuée aux médecins, de voir des aliénés dans la majorité des inculpés.

On objectera peut-être que la justice n'a pas attendu les arrêts de la science pour statuer sur le sort des individus soupçonnés d'être aliénés, et qu'à toutes les époques les fous, ainsi que cela ressort des faits que nous avons cités et des principes qui dominent ces considérations historiques, ont été regardés comme des êtres irresponsables. Cela est vrai dans une certaine mesure, mais ne l'est pas d'une manière absolue.

Sans doute, à toutes les époques, sans en excepter celles où les aliénés étaient généralement considérés comme des possédés, des sorciers et maléficiers, des exceptions ont été faites en faveur de quelques-uns dont la folie était tellement accusée qu'ils ont pu échapper à la peine du bûcher ou de la torture. Dans les temps les plus malheureux de nos annales judiciaires, des juges laïcs ou séculiers, dont la sévérité était connue, ont dû s'incliner devant la triste réalité des faits. Mais ce ne sont là que des exceptions qui n'infirment en rien l'influence que la science doit exercer sur l'esprit et la conscience des juges pour mieux les éclairer et les édifier sur la position mentale d'une foule d'individus qui, sans être encore arrivés à ce degré où la folie est confirmée, où elle est évidente pour tous (1), se trouvent cependant dans une situation maladive tellement perplexe que leurs actes ne sauraient être incriminés d'une manière absolue sans injustice.

On nous a posé souvent ce dilemme : il est fou ou il ne l'est pas. Mais, comme le fait observer avec beaucoup de justesse un auteur qui jouit d'une grande autorité en Allemagne, il n'existe pas de limites bien assurées entre l'état de santé et l'état de maladie en général. « Il y a, dit M. le professeur Griesinger, en médecine mentale, comme dans le reste de la pathologie, une sphère intermédiaire de dérangements qui ne sont pas encore arrivés à l'état de maladie complète, et dans lesquels l'individu présente encore beaucoup d'attributs de la santé. Est-ce qu'il n'en est pas de même pour les maladies physiques

(1) Pour que cette doctrine prévalût, il faudrait voir triompher devant les tribunaux le principe que la folie est toujours le résultat d'une maladie et que beaucoup d'actes extravagants, insensés, dangereux sont commis dans cette période d'évolution du mal vulgairement connue en médecine sous le nom de *période d'incubation*. Telle n'est pas la manière de voir de beaucoup de magistrats, et l'opinion exprimée par le lord chancelier Westbury dans la discussion du *Lunacy regulation bill* nous démontre que nos voisins ne sont pas unanimement disposés à faire à la science les concessions qu'elle est, pour ainsi dire, en droit d'exiger. — L'intervention des médecins dans les choses référentes à la folie émane, dit lord Westbury, de l'opinion vicieuse et fausse que la folie est une maladie, tandis que la loi la considère comme un fait susceptible d'être jugé comme tout autre fait. Il suffit de s'en rapporter, ajoute le lord chancelier, à un jury composé d'hommes ordinaires, *of ordinary men*, et de les mettre en mesure de décider la question (de fournir la preuve de la folie) par l'examen des habitudes, des actes, de la manière d'être ordinaire, de la conversation de l'inculpé. — C'est là également la doctrine que, dans une cause récente, où j'étais appelé à titre de conseil par la famille de l'inculpée, professait M. l'avocat général. Il s'agissait d'une femme incendiaire qui dans un moment de jalousie bien motivée avait mis le feu à un logis où son mari était renfermé avec sa concubine et avait aussitôt appelé au secours pour éteindre l'incendie. « A quoi bon, disait l'avocat général, appeler un médecin dans cette circonstance ? La folie, quand elle existe, est chose si évidente que de simples paysans, pris au hasard, de simples vieilles femmes, sont ordinairement aptes à juger si un individu est ou n'est pas aliéné. »

les plus simples? A quelle limite doit-on dire qu'un individu est aveugle? Est-ce seulement lorsqu'il n'a plus aucune perception lumineuse? A quelle limite est-on sourd? Quand est-ce qu'on est hydropique? Est-ce déjà quand on ne présente que des traces très-légères d'œdème? Si cela n'est pas, à quelle limite commence l'hydropisie? Quand la maladie est à ses degrés extrêmes, tout le monde est d'accord, mais quand elle n'est qu'à un faible degré, on peut contester l'opportunité de cette dénomination dans le cas particulier. Or, dans la médecine mentale, une quantité de cas médico-légaux rentrent précisément dans cette sphère intermédiaire (1). »

Les considérations relatives aux difficultés qui existent parfois de porter un jugement absolu sur l'état mental de certains individus, s'appliquent également aux personnages qui ont uni d'éminentes qualités intellectuelles à de grandes excentricités, et qui, dans certaines phases de leur existence, ont étonné le monde par un changement radical dans la ligne de conduite qu'ils avaient suivie antérieurement. Mais dans les expertises médico-légales de ce genre qui peuvent être demandées aux médecins, il suffit que ceux-ci restent fidèles au *criterium* qui sert de base à leurs appréciations ordinaires relatives aux faits et gestes de ceux dont ils ont mission d'examiner l'état mental. Ils préféreront sans nul doute s'en rapporter à l'observation intime des faits pathologiques plutôt que de se laisser dominer par l'opinion publique qui, dans les cas de ce genre, devance souvent les arrêts de la justice aussi bien que ceux de la science.

Il n'est pas de médecin, tant soit peu versé dans l'étude des maladies nerveuses, qui ne fasse la part des éléments primaires qui constituent le *processus* morbide d'où l'aliénation dérive en ligne directe. Sous ce rapport, nous savons déjà quelque chose de l'influence qu'exercent sur les facultés intellectuelles l'hystérie, l'hypochondrie, l'épilepsie, ainsi que les différents états nerveux qui, dans leurs transformations, réservent à l'observateur tant de phénomènes surprenants à étudier. Nous avons pareillement laissé entrevoir le rôle que joue l'hérédité dans la manifestation de ces actes spontanés, imprévus, qui seraient bien de nature à faire naître d'étranges perplexités dans l'esprit des médecins, si ceux-ci ne savaient pas rattacher les faits anormaux de l'intelligence à leur véritable origine maladive (2).

---

(1) GRIESINGER, *Traité des maladies mentales,* traduit par M. le docteur Doumic, p. 145. Paris 1865.

(2) Nous avons pareillement appelé l'attention sur ce fait d'une importance non moins grande en pathologie mentale qu'en médecine légale, à savoir, que les périodes d'incuba-

Enfin, dans l'ordre des faits épidémiques qui nous occupent en ce moment, nous pouvons déjà tirer d'avance cette conclusion que si tous les individus qui ont figuré dans ces manifestations étranges ne peuvent être considérés comme de véritables aliénés, encore est-il juste de faire la part de la surexcitation nerveuse passagère qui a égaré leurs sens et fasciné leur intelligence. Il y a, dans cette surexcitation, si passagère qu'elle soit, quelque chose qui tient de l'ivresse, qui, elle aussi, est transitoire, momentanée, mais qui n'en comporte pas moins un état des plus dangereux, vu les actes qui en sont la conséquence. Ce diagnostic s'applique au plus grand nombre des individus qui ont joué un rôle purement passif dans ces étranges aberrations intellectuelles de l'esprit humain. Toutefois, si l'on étudie sérieusement la génération des faits pathologiques, on pourra se convaincre que beaucoup, parmi ces insensés, étaient déjà prédisposés en raison de leur tempérament maladif, et souvent aussi à cause de l'état névropathique de leurs ascendants.

Quant à ceux qui, à toutes les périodes de l'histoire, ont joué un rôle plus important dans les épidémies intellectuelles, et dont les doctrines, les exhortations ou les exemples ont égaré tant de pauvres intelligences, nous pouvons les diviser en plusieurs catégories. Il en est qui, ainsi que nous l'avons déjà dit, étaient de bonne foi et ne pouvaient prévoir les conséquences qui découleraient de leurs doctrines. Il en est d'autres qui, soit dans le passé, soit dans le présent, peuvent être rangés dans certaines catégories d'aliénés. Enfin, on ne saurait nier que, parmi eux, on a dû en compter qui étaient de misérables intrigants, des êtres profondément pervers et criminels et que personne ne sera tenté de regarder comme aliénés.

Ces dernières affirmations vont recevoir leur complément par le peu qui nous reste à dire des épidémies de notre époque. Il en résultera une dernière preuve confirmative de tout ce que nous avons vu

<hr>

tion des maladies nerveuses sont parfois très-longues. Cela s'observe surtout dans les affections cérébrales idiopathiques qui se signalent par des périodes alternantes d'exacerbation et de rémission. C'est dans cette phase prodromique que l'on observe parfois ces actes étranges, insolites qui n'étonnent que ceux qui ignorent l'origine et la marche des maladies nerveuses. J'ai connu un homme qui, avant d'être considéré comme paralysé général, a singulièrement étonné son entourage et le monde élégant dans lequel il vivait par d'étranges aberrations de conduite et par des excentricités inimaginables. Il a commencé par ruiner sa famille, et les doctrines cyniques qu'il professait lui avaient fermé l'entrée des salons avant même que l'on soupçonnât qu'il était aliéné. Mais ce n'est que dans la deuxième partie de cet ouvrage que nous pourrons entrer dans le détail des faits de ce genre.

jusqu'à présent, à savoir que, dans tous les temps, dans tous les lieux, à toutes les époques, les mêmes causes produiront toujours les mêmes effets.

Des convulsionnaires de l'époque actuelle. Camp-meetings aux États-Unis. Origine et nature des actes insensés qui se produisent dans ces réunions de fanatiques. Considérations médico-légales.

Plus nous nous rapprochons de l'époque actuelle, mieux nous sommes éclairés sur l'origine des faits qui nous occupent, ainsi que sur leurs conséquences médico-légales.

Le surnaturalisme se trouve de plus en plus aussi relégué dans la haute région des croyances qui ne sont pas du domaine de la science, et que celle-ci tient à honneur de respecter.

En effet, il ne s'agit pas pour nous de savoir s'il existe des puissances intermédiaires entre la divinité et la créature, et si ces puissances peuvent exercer une influence quelconque sur nos destinées ici-bas et sur la nature de nos actes.

Toutes les questions qui se rattachent à cet ordre de croyances sont du ressort de la théologie, et la science médicale, encore une fois, n'a rien à voir dans des faits qui tiennent aux intérêts les plus immédiats des convictions religieuses.

Nos recherches sont d'une nature toute différente. Elles ont pour but d'élucider le problème de l'origine, du développement et de la terminaison des maladies nerveuses, et d'étudier les rapports qui existent entre tel état anormal de l'intelligence et des sentiments, et tel ou tel état de souffrance de l'organisme (1).

La connaissance de ces rapports suffit à l'homme de la science lorsqu'il est appelé à titre d'expert pour répondre à la question de savoir si un individu est ou n'est pas aliéné. Elle constitue pour lui la somme exacte des choses qu'il lui importe de ne pas ignorer, car, en tout état de cause, la justice ne lui demande pas et n'a pas l'intention d'exiger qu'il se prononce sur le degré de responsabilité d'un inculpé. Il

---

(1) Sans doute, au moyen de ces recherches, nous arrivons à constater que, dans une foule de circonstances, on a pris les aliénés pour des possédés, et que l'on a cru à l'influence des sortilèges pour déterminer tel ou tel trouble de l'intelligence. Mais la méthode d'investigation basée sur l'observation scientifique des phénomènes naturels prouve simplement que dans les circonstances ci-dessus relatées, les témoins se sont trompés. Cette même méthode met à néant une foule d'erreurs et d'appréciations qui ont égaré le jugement d'hommes très-impartiaux et qui se sont trompés de bonne foi. Elle ne s'attaque en quoi que ce soit à l'ordre des croyances religieuses qui ont pour base la révélation.

suffit que l'expert fournisse la preuve scientifique de l'état d'insanité d'esprit de l'accusé au moment de la perpétration de l'acte incriminé. C'est pour avoir fait une confusion entre la preuve à fournir de la folie d'un inculpé et la responsabilité qui incombe dans telle ou telle mesure à ce dernier que les médecins se sont créé devant les tribunaux des difficultés insurmontables, et que, dans plus d'une circonstance, ils ont méconnu leur mission et compromis l'influence salutaire qu'ils sont appelés à exercer (1).

Mais si le rôle qu'ils ont à remplir en justice est parfaitement défini et conséquemment restreint, il n'en est pas de même dans l'ordre des recherches qu'ils ont à faire pour savoir si un individu est ou n'est pas aliéné, et si telle ou telle influence du monde physique ou du monde moral a été assez puissante pour susciter dans l'organisme des dispositions morbides qui ont été le point de départ d'actes anormaux, dangereux ou compromettants. Sous ce double rapport, le rôle du médecin expert n'a pas de limites, et personne n'est en droit de lui en poser. Comme il s'agit pour lui d'éclairer la conscience des juges par l'exposé d'un ensemble de faits qui impliquent un diagnostic aussi bien qu'un pronostic, il doit, de toute nécessité, chercher les éléments de ses convictions et dans l'étude de l'homme souffrant pris en lui-même, et dans l'étude des causes qui, en altérant sa santé, agissent d'une manière fâcheuse sur la libre détermination de ses

(1) Je suis heureux sous ce rapport de me trouver en concordance d'opinion avec un des médecins aliénistes les plus accrédités d'Allemagne. « Quand la question de responsabilité est posée, dit M. le docteur Griesinger, les médecins légistes ont jusqu'à ce jour bien voulu faire la concession d'y répondre. Mais, suivant la nature du fait, le médecin n'a pas à se prononcer sur ces questions qui sont purement juridiques. Sa mission est simplement de fournir aux juges chargés de trancher la question (au jury) les matériaux complétement élaborés relatifs à ce fait. Le médecin peut donc, quand il trouve intérêt à le faire, se refuser à répondre à la question de responsabilité, et moi-même, dans une cause célèbre, procès Farhner, assises de Rottweiler (décembre 1858), j'ai expliqué que si l'on me posait la question de responsabilité, je n'y répondrais pas, la considérant comme *extra-médicale*; et de fait, la question n'a pas été posée. Quelle autre question peut-on donc faire et adresser au médecin? Évidemment, dans le plus grand nombre des cas, c'est de savoir si chez tel ou tel individu il existe un état morbide qui, d'une manière générale, a troublé l'activité de son âme et suspendu spécialement la liberté de ses actions ou qui a pu la limiter ; car il faut ici admettre des degrés. En répondant à cette question, le médecin reste sur son terrain, et celle-ci renferme tout ce que l'on peut demander d'essentiel à l'homme de l'art. Lui est-il impossible, en raison de l'état actuel de la science (je parle d'un médecin expérimenté), de répondre d'une manière précise à cette question, qu'il avoue franchement cette impossibilité, sans se préoccuper des conséquences. » (*Ouvr. cit.* de GRIESINGER, p. 53.)

actes. Considérée à ce double point de vue, la science à laquelle se rattache l'étude de la médecine légale des aliénés comprend l'étiologie et la pathogénie des maladies en général et des maladies nerveuses en particulier. Elle n'a pour ainsi dire pas de bornes et le médecin légiste est libre de puiser à cette source féconde pour élucider le problème, parfois si difficile, de savoir si un acte incriminé en justice a son point de départ dans un état maladif ou dans un état simplement passionnel.

Tel est, entre autres motifs, celui qui m'a particulièrement décidé à faire appel à l'histoire des maladies intellectuelles épidémiques, pour y trouver l'explication naturelle et scientifique de tant d'actes anormaux et insensés chez les individus dans les temps passés. Ce même motif va encore nous guider dans le court exposé qui nous reste à faire des folies endémiques de notre époque, qui se sont développées d'une manière toute spéciale dans la secte des méthodistes.

Origines du méthodisme. — En 1720, vivaient à l'université d'Oxford deux frères, Jean et Charles Wesley qui plus tard, s'associèrent deux autres étudiants, Morgan et Kirkham, dans le but, très-louable en lui-même, de revoir leurs auteurs grecs et latins et de lire ensemble, pour leur propre édification, quelques passages du Nouveau Testament. Sur ces entrefaites, Morgan ayant visité, dans sa prison un condamné et ayant trouvé que ses exhortations avaient produit un bon effet, proposa à ses associés de poursuivre cette bonne œuvre par des visites fréquentes et collectives à d'autres prisonniers et à de pauvres délaissés. Une pareille conduite n'avait rien eu elle-même de répréhensible, tant s'en faut ; mais elle suffit pour attirer sur leurs auteurs l'attention des autres étudiants, et ils ne purent échapper à certaines moqueries. On les appela *méthodistes*, soit par allusion au nom d'une ancienne école médicale, soit, comme d'autres le veulent, par ironie, à cause de la manière particulière dont ces jeunes gens voulaient arriver à la sainteté.

Maintenu dans ces limites, le sentiment religieux n'a rien qui s'oppose au développement intellectuel et moral de l'homme. Mais il n'en est pas de même lorsque ce même sentiment tend à remplacer les dogmes religieux existants par d'autres dogmes qui, en modifiant de fond en comble, et cela sans transitions, parfois même d'une manière violente, les croyances préexistantes, amènent le doute dans les intelligences et la perplexité dans les consciences. Or rien n'était plus propre à développer dans les âmes ces semences de folie que les doctrines de Wesley et plus tard celles de Whitefield, qui respirent le plus sombre fanatisme. C'était en effet une doctrine peu consolante que celle qui préconisait l'inutilité des bonnes œuvres pour le salut de l'homme, et qui voulait que celui-ci ne pût être sanctifié et sauvé que par la foi au Christ et par l'influence directe et pour ainsi dire immédiate de l'esprit de Dieu. Si l'on ajoute à cette doctrine, spéculative en principe, l'intervention personnelle de ces prophètes qui prétendaient avoir reçu directement les dons du Saint-Esprit et opérer des miracles par le fait seul de leurs prédications, on se fera facilement une idée préliminaire des scènes de folie qui devaient se passer dans des réunions de milliers de personnes fanatisées et terrifiées par des discours qui ne traitaient que du péché, de la mort, et de l'enfer.

Dans l'étude pathogénique des aberrations de l'intelligence et des sentiments, il est curieux de voir comment les fauteurs de certaines doctrines commencent par inaugurer dans leurs propres personnes la série des phénomènes maladifs qu'ils développeront ultérieurement chez leurs adeptes. Wesley raconte que dans le commencement de l'année 1730, alors qu'il se trouvait à une heure très-avancée de la nuit réuni avec soixante de ses frères, priant et implorant le pardon de leurs péchés, la vertu de Dieu était descendue sur eux au point que plusieurs se sentirent inondés d'une grande joie et tombèrent à la renverse. Mais après s'être remis un peu de la sainte frayeur qui les avait saisis dans le contact avec la majesté divine, ils s'écrièrent tous d'une même voix : *Nous t'adorons, Seigneur, nous reconnaissons tous que tu es Dieu.* Une autre fois, ils s'étaient réunis pour s'humilier devant le Seigneur, se confesser réciproquement de leurs péchés et reconnaître que c'était avec justice que Dieu avait retiré son esprit de dessus eux en raison de leurs nombreuses infidélités, et parce qu'ils étaient tombés dans la faute de croire à leurs propres œuvres et d'avoir méprisé ou méconnu celles du souverain maître de toutes choses. Mais après un moment, le Seigneur se retrouva au milieu d'eux; quelques-uns tombèrent en convulsions et d'autres furent assez maîtres d'eux pour chanter les louanges de Dieu et adorer sa présence.

Dans d'autres circonstances, les gémissements, les pleurs et les sanglots des assistants, que le misérable état de leur âme pénétrait de douleur et de repentir, ne permettaient pas d'entendre les prédications du prophète. Mais, après avoir imploré la protection de Dieu, il arrivait que plusieurs qui, jusque-là, avaient vécu dans les ténèbres, se trouvaient *matériellement* comme inondés d'une lumière éblouissante (1) ; ils se mettaient alors à chanter les louanges de Dieu et à le bénir. Un quaker qui se trouvait à une de ces réunions tomba comme frappé par la foudre. Lorsqu'il fut relevé et remis de sa terreur, il s'écria en s'adressant à Wesley : « C'est maintenant que je te reconnais pour le véritable prophète de Dieu. »

Wesley, qui croyait à la possession des individus par le démon, prétendait reconnaître sa présence par les convulsions extraordinaires des possédés et par leur langage. Aussi lui arrivait-il souvent de guérir ses adeptes par la prière. D'autres phénomènes maladifs signalaient ces réunions. Dans une circonstance, les disciples du prophète furent pris d'un rire convulsif et inextinguible. Mais la prière finit par conjurer ce piége de l'esprit malin. Un prêtre de la secte écrivait en 1776 que c'était chose très-commune, dans l'exercice de leur méditation, de voir les hommes et les femmes tomber à la renverse comme frappés de mort ; ces accidents étaient plus fréquents pendant la prière. Quant à ceux qui n'éprouvaient rien, ils ne pouvaient assez se désoler de n'être pas visités par l'esprit de Dieu ; ils se répandaient en lamentations, levant les bras au ciel et demandant avec instances que l'on priât pour eux. Mais, arrivés à ce point de désir et de ferveur, les adeptes ne tardaient pas à ressentir le *transport par la grâce.* Chez les uns le phénomène se produisait dans quelques heures ; chez d'autres il était plus long à se manifester, et il ne leur fallait pas moins de huit ou dix jours de surexcitation cérébrale pour être à l'unisson des convulsionnaires les plus émérites. Quelquefois les convulsions arrivaient en dehors des réunions avec l'instantanéité d'une attaque d'hystérie ou d'épilepsie. Une femme qui jusque-là n'avait rien éprouvé quitta l'assemblée des frères pour aller se coucher ; mais à peine s'était-elle mise au lit qu'elle se prit à crier d'une manière pitoyable, disant que Dieu la punissait de son indifférence. Les convulsions ne tardèrent pas à se produire, et cette femme fut considérée comme rentrée en grâce avec Dieu. Dans son *Histoire de l'Église,* Schroeck rappelle des faits relatifs à l'influence exercée par certains prédicateurs ; il cite entre autres le fameux Jean Taulers, fanatique qui vivait au xv° siècle et

____

(1) Dans ces états convulsifs, les hallucinations de la vue sont les phénomènes nerveux prédominants. Les inspirés, les extato-convulsifs, de même que les épileptiques, les hystériques, voient des lumières éblouissantes, mais rarement perçoivent-ils des voix. Lorsque des personnages s'offrent à leur vue, ceux-ci sont ordinairement muets ; rarement ces malades citent-ils des paroles qui leur auraient été adressées. Les hallucinations de l'ouïe se produisent dans d'autres circonstances physiologiques et pathologiques.

dont la parole faisait tomber des milliers de personnes à la renverse.

Ces détails que j'emprunte à Ideler (1) et à d'autres auteurs nous donnent une idée aussi exacte que possible de la doctrine des méthodistes ainsi que des scènes qui avaient lieu dans les asssemblées de ces sectaires. Mais si les phénomènes maladifs acquéraient une telle intensité dans les réunions des chefs de la secte, hommes généralement instruits et bien élevés, que devait-il se passer dans les rassemblements de plusieurs milliers de personnes appartenant en majorité aux classes ignorantes, faciles à émouvoir, composés d'adeptes de tout sexe, de tout âge (2), et de toutes conditions, auxquels venaient se joindre une foule d'individus et d'aventuriers fort peu préoccupés du salut et de la régénération de leurs âmes? Les détails abondent, puisque les faits auxquels nous faisons allusion se passent encore de nos jours; aussi l'historien des épidémies intellectuelles peut-il puiser dans leur étude les éléments les plus propres à nous édifier sur la pathogénie de certaines affections nerveuses et sur les causes des aberrations humaines. D'ailleurs tous ces phénomènes pathologiques ont été classés avec une grande netteté, et l'esprit de libre examen qui préside aux actes de la vie religieuse aux États-Unis fait que nul n'a intérêt à les dénaturer. Ils se présentent avec un ensemble de conséquences tellement rigoureuses qu'on peut s'en faire une idée complète sans avoir assisté à ces scènes désolantes. Il nous est même impossible, avec les éléments que nous avons déjà réunis sur l'origine des folies épidémiques et sur les phénomènes pathologiques qui caractérisent ces aberrations collectives de l'esprit humain, de mettre en doute la véracité des récits que nous en ont faits les témoins oculaires. C'est là ce que prouve le court résumé qui suit :

(1) IDELER, ouvr. cit., t. I, p. 484. Pour se faire une idée de la prodigieuse activité de ces prédicateurs fanatiques, il suffira de rappeler le fait cité par l'abbé Grégoire. Whitefield, qui mourut en 1770, prêcha dix-huit mille fois en l'espace de trente-quatre ans. Wesley, qui atteignit sa quatre-vingt-huitième année, prêcha pendant cinquante-deux ans 40 589 fois dans des réunions ou meetings.

(2) Des réunions particulières étaient, dès l'origine, organisées pour les enfants. On leur faisait faire cercle, et, les mains enlacées les unes dans les autres, ils étaient tenus à tourner et à prier, jusqu'à ce que convulsés, ils tombassent à terre. Ce fait intéresse non-seulement la pathogénie des affections nerveuses, mais il est une nouvelle preuve confirmative de ce que j'ai dit à propos de la prodigieuse facilité d'exaltation des facultés intellectuelles et affectives chez les enfants. L'histoire de la médecine légale des aliénés nous fournira des exemples de suicide et d'homicide chez les enfants qui, aux yeux de la justice, sont supposés avoir agi sans discernement, mais qui, pour les médecins, sont de petits êtres névropathisés et dont les actes sont déjà entachés de folie.

Rolling exercise (exercice du roulement). — C'est le nom qui a été donné à une des premières manifestations qui se produisent dans les rassemblements des adeptes. Des milliers de spectateurs sont parfois les témoins de ces scènes étranges et dégradantes où des milliers de convulsionnaires de tout âge et de tout sexe se roulent par terre, se grattent et se mordent en poussant des cris et de véritables hurlements à la façon des animaux.

Shark, sharkers. Jerking, jerkers. —Ces termes, qui se traduisent par sauter, s'élancer, danser, trembler, signalent une autre phase nerveuse dans l'existence des convulsionnaires. Cette manie de danser et de sauter, dont les épidémies du moyen âge nous ont déjà offert de si remarquables exemples, se rattache, dans le cas présent, à l'idée qu'ont ces adeptes de glorifier la danse de David devant l'arche sainte. Cet étrange exercice serait assez inoffensif en lui-même, s'il ne s'ensuivait des crises et des convulsions inséparables de l'état extrême d'éréthisme nerveux où en arrivent progressivement des milliers d'individus qui s'influencent réciproquement d'une manière funeste. Bientôt ce ne sont plus des mouvements chorégraphiques réguliers que l'on observe; ce sont des trémoussements de tout le corps, des états convulsifs dont les crises hystériques ou épileptiques nous donnent une faible idée. Le phénomène de l'imitation, que nous avons signalé dans les épidémies du moyen âge, se présente ici avec les caractères qui lui sont propres, et l'on a vu, dans maintes circonstances, des spectateurs indifférents se joindre irrésistiblement à ces forcenés et se livrer aux mêmes actes insensés.

Un rapprochement analogue peut également être fait à propos de l'instantanéité avec laquelle surgit et se propage le phénomène de l'hallucination de la vue. Un prédicateur s'écrie : « Je vois le Christ, vous devez l'aimer et le serrer dans vos bras... » Une femme tombe immédiatement en convulsions, mais bientôt elle se relève et s'écrie : « Je vois le Christ et je le tiens dans mes bras... » Aussitôt des milliers de convulsionnaires de s'écrier qu'ils voient le Christ, les saints, les prophètes et des légions d'anges traverser les airs (1). Il en est d'autres

(1) La facilité avec laquelle se produit l'hallucination dans les circonstances de ce genre, l'intensité du phénomène chez les personnes nerveuses ou prédisposées sont de nature à propager des convictions erronées, longtemps après que ces faits se sont accomplis. Comment persuader à des gens de bonne foi, du reste, que telle ou telle apparition qu'ils ont vue n'était que le produit de leurs sens abusés? Comment encore les convaincre que ces apparitions n'étaient pas le fait de l'intervention démoniaque lorsque leurs croyances religieuses les portent à rejeter toute explication déduite de l'observation des

qui fixent certains points du ciel et tracent avec le doigt des lignes idéales.

On ne peut mieux comparer certaines phases de ces crises nerveuses qu'aux effets pathologiques produits par l'intoxication alcoolique, et il est de fait que beaucoup d'adeptes se livrent à de nombreuses libations de gin et de whisky avant d'entrer en scène. N'est-ce pas dans l'état d'ivresse que l'on voit les individus se rouler par terre, ôter leurs vêtements, ne plus conserver aucun sentiment de pudeur, se jeter, comme de furieux hallucinés qu'ils sont, sur leurs parents, amis et connaissances, les égorger, se suicider ensuite en se précipitant, par prédilection marquée, dans les rivières ou du haut de leurs maisons (1)?

faits naturels? C'est là ce que j'ai pu remarquer dans la trop fameuse affaire du presbytère de Cideville qui a ravivé, dans notre pays, la croyance au surnaturalisme avec toutes ses conséquences erronées. Les faits de Cideville se passaient en 1855, et bientôt, de tous les points de la France, on recueillit des histoires et légendes merveilleuses à propos de maisons hantées par les malins esprits et d'individus possédés. Un écrivain distingué mit au profit de pareilles erreurs toute l'ardeur de ses convictions religieuses et s'acquit par là une grande notoriété. Je ne m'attaque pas à la bonne foi de M. de M.... je le tiens pour un homme profondément convaincu, quoiqu'il prétende que la majorité des aliénés de nos asiles soit composée de possédés. Seulement je me permettrai d'émettre, à propos des faits de Cideville, mon opinion personnelle. J'ai étudié les faits sur place; j'ai recueilli les témoignages et analysé les impressions des principaux témoins de ces faits, aussi bien que de ceux qui avaient joué un rôle important dans tout ce qui s'était passé. J'ai pu me convaincre que le point de départ de tous les phénomènes prétendus surnaturels de Cideville était la maladie nerveuse de deux jeunes élèves du curé, maladie qui jeta une profonde perturbation chez les habitants du presbytère d'abord, chez les habitants du village ensuite et bientôt dans le pays tout entier. L'état hystéropathique de ces deux jeunes gens, un peu d'exagération aidant, fit croire à la possession démoniaque. L'analyse la plus scrupuleuse et la plus impartiale des faits m'a donné la certitude que les hallucinations de la vue avaient joué un rôle considérable en tout ceci, et que c'est à ce phénomène morbide qu'il faut rattacher l'assurance avec laquelle des personnes, très-dignes de foi du reste, incapables de tromper, prétendaient, plusieurs mois après l'événement, avoir vu des flammes sortir de la muraille, des meubles se déplacer, des tables se mouvoir et se lever sans que personne y touchât. C'est dans cette circonstance que l'on se servit, pour la première fois, si je ne me trompe, en France, de ces meubles inertes pour communiquer, par un langage de convention, avec les habitants du monde invisible.

(1) Tous ces actes se passaient et se passent encore dans les *camp-meetings* aux États-Unis. Ces réunions ont eu lieu ordinairement dans des endroits solitaires, au fond des forêts, parfois même dans des lieux que la superstition des Indiens avait consacrés à des réunions mystérieuses. Il est pénible de citer les faits tant ils paraissent improbables, et tant ils sont humiliants pour la raison humaine. La médecine légale des aliénés a cependant intérêt à faire connaître toutes les aberrations dans lesquelles peut tomber l'esprit humain. Dans ces réunions, les prédicateurs fanatiques, dont les faits et les gestes amènent de si tristes résultats, sont toujours à même d'excuser les actes insensés de leurs adeptes,

Plusieurs personnes, en relatant les scènes de folie qui se passent dans ces *meetings*, ajoutent que, seuls, les asiles d'aliénés présentent de pareils exemples. La comparaison est inexacte. La grande majorité des hôtes de ces maisons en sont déjà arrivés à ce degré de généralisation de leur maladie qui implique l'impossibilité de se réunir spontanément et librement dans le but d'accomplir tel ou tel acte de la vie intellectuelle. Un accord commun est impossible entre êtres préalablement privés de leur raison. Il faut que leurs actes, plus ou moins automatiques, soient dirigés et prescrits par une volonté intelligente, tant il est vrai de dire que la déchéance intellectuelle de ces malades est profonde et dénote, à propos de la presque universalité de leurs actes, l'absence de toute liberté morale. C'est là une nouvelle preuve de ce que nous disions dans nos considérations préliminaires, à savoir, que les applications de la médecine légale n'atteignent ces derniers qu'au point de vue de la plainte en détention arbitraire, de la nécessité de l'interdiction, ou encore de l'opportunité qu'il y a de rendre à la liberté des individus exposés à des accès périodiques.

(*Jump. Jumpers*). *Sauter, sauteurs, trembleurs, coureurs.* — C'est là encore une variété de ces insensés qui ont la prétention d'attirer sur eux la force de l'Esprit de Dieu en faisant des actes étranges qui leur auront été inspirés par l'interprétation de tel ou tel passage de la Bible. Le premier prédicateur venu qui se croira inspiré prendra pour texte un passage à son choix des livres saints et joindra l'exemple à la parole pour jeter l'auditoire dans des crises qui consisteront à trembler de tout le corps, à prier en gémissant, en sautant, et ensuite à courir des heures entières jusqu'à épuisement des forces. Un voya-

par l'interprétation de quelques passages de la Bible qui servent de texte à leurs discours remplis d'excitations à la folie. Il est enjoint dans les livres saints, par exemple, *de s'humilier devant le Seigneur* ; de là la prostration à terre, la marche à quatre pattes, les jappements, hurlements, miaulements à la manière des animaux. Il est écrit *qu'il faut prendre de force le royaume du ciel* ; de là les agitations, les trépignements, les roulements à terre, les tremblements de tout le corps et finalement les convulsions les plus violentes. L'exaltation extrême de ces frénétiques produit des actes de suicide, d'homicide et de dérèglements inouïs. On a vu des individus se précipiter dans les rivières et les lacs, des femmes courir nues et échevelées comme des bacchantes, des sœurs cohabiter avec leurs frères, qui n'étaient *leurs frères* que par la *grâce du transport.* Un voyageur moderne cite le fait d'un prédicateur fanatique qui prétendait que la *lumière matérielle* ne pouvait qu'obscurcir les intelligences et qui, conséquemment, ne prêchait dans les réunions qu'après avoir fait éteindre les lumières. On peut se figurer les scènes de désordre qui devaient se passer. Il est juste d'ajouter que l'indignation du public obligea ce fanatique à prendre la fuite.

geur raconte avoir vu un prédicateur de la secte monter dans une chaire improvisée au milieu des champs, puis faire le tour en courant. Ce forcené ne cessait de crier que David avait dansé devant l'arche; que l'enfant de sainte Élisabeth avait tressailli dans le ventre de sa mère; que le paralysé guéri par le Christ avait sauté de joie. Tous ces faits, exposés avec une mimique fantastique, finirent par impressionner tellement l'auditoire que tous ses membres se mirent à sauter, à faire des contorsions et à prendre leur course dans toutes les directions, à la manière des corybantes de l'antiquité.

Résumé général. Conclusions médico-juridiques applicables à l'état actuel des épidémies intellectuelles et conformes à l'esprit de la jurisprudence moderne. Exposé des matières de la deuxième partie.

Au point où nous en sommes arrivé, les faits abondent et les exemples viennent se présenter en foule; mais une sage réserve nous est imposée. Nous préférons, après avoir dit quelques mots de certaines épidémies très-récentes (1), déduire de tout ce qui précède quelques conclusions tendant à faire ressortir le caractère maladif de ces manifestations collectives et anormales de l'esprit humain.

Les quelques exemples récents et les faits individuels qui viendront corroborer nos déductions, loin d'embarrasser notre marche, ne feront que confirmer les données émises sur la nature de ces faits étranges et sur l'esprit qui doit dicter les arrêts des tribunaux dans les cas difficiles et perplexes. Les principes sur lesquels doit être fondée la médecine légale des aliénés seront surtout utiles à rappeler lorsqu'il s'agira de crimes extraordinaires, d'actes d'immoralité inouïs et insolites qu'il est facile de confondre avec le fanatisme religieux ou politique, ou bien encore avec la perversité calculée dont beaucoup d'inculpés ont donné des preuves dans des circonstances déterminées.

Pour l'explication de beaucoup de ces faits anormaux, de ces crimes étranges, on a plus d'une fois allégué, je le sais, l'influence des doctrines subversives de tout ordre moral, religieux ou social dont les romans et les théâtres se font souvent l'écho. Il est vrai de dire aussi que l'esprit d'imitation est tellement inhérent à la nature humaine, qu'il y a des faits nombreux, très-extraordinaires et fort attestés, qui établissent qu'à différentes époques, par exemple, la vue des supplices a produit sur l'imagination d'un certain nombre de personnes l'effet

______

(1) Folie des prédicants en Suède. Démonopathie hystérique à Morzines.

de créer en elles le funeste besoin, le vertige amer de se donner elles-
mêmes en spectacle dans ces cruelles tragédies. « Des sectaires, des
mélancoliques, dit M. de Ballanche, n'ont-ils pas cherché ainsi, faute
d'une autre célébrité, la gloire d'une torture publique qu'ils avaient
vu endurer avec une constance de martyr? »

Tout médecin légiste devra donc, dans ses expertises, faire la part
incontestable qui revient aux causes puissantes ci-dessus alléguées
dans la perpétration de certains actes pervers et malfaisants. Tout magistrat consciencieux et éclairé ne manquera pas, de son côté, les
mêmes circonstances étant données, de faire appel aux enseignements
de l'histoire.

C'est là une des conclusions pratiques de nos recherches dans ce résumé succinct des aberrations épidémiques de l'esprit humain, avec
cette différence toutefois que nous n'avons négligé aucune occasion de
faire ressortir les rapports qui pouvaient exister entre certains actes
insolites et l'état maladif préexistant de leurs auteurs.

Cette méthode qui a sa base dans la notion exacte de la pathologie
du système nerveux et dans l'observation consciencieuse et réfléchie
des faits de l'ordre médical, nous a paru devoir favoriser l'explication
des actes individuels anormaux qui se relient d'une manière intime
à l'histoire générale des aberrations humaines. Elle aide à distinguer
le crime de la folie. Elle suffit, à la rigueur, pour initier à la connaissance des phénomènes nerveux extraordinaires les hommes dont les
études n'ont pas eu pour objet spécial l'étude approfondie des maladies mentales. Elle les éclaire sur la responsabilité juridique qui s'at-
tache à certains faits de nature exceptionnelle, en apparence, mais
qui, pour tout esprit éclairé, n'évoquent ni l'idée du merveilleux, ni
celle de la préméditation calculée. Il suffit de les étudier au point de
vue de la manifestation des phénomènes maladifs propres à la pathologie du système nerveux.

Enfin la jurisprudence criminelle elle-même, par le seul fait d'une
méthode qui concilie les intérêts de la science et ceux de la justice, se
trouve avoir un point d'appui plus sûr dans les applications de la pénalité. L'expérience journalière démontre en effet aux magistrats que,
dans plusieurs circonstances, les actes réputés criminels, et qui passaient pour tels à une époque encore rapprochée de nous, trouvent
aujourd'hui, sinon une excuse totale, du moins une atténuation motivée aux yeux d'une justice mieux éclairée. N'est-ce pas en effet chose
légitime que de faire la part des causes si nombreuses, tant physiques que morales, qui mettent incessamment en péril la raison

humaine, et qui impriment à nos facultés affectives une direction si
âcheuse?

En suivant cette marche, la justice des tribunaux est satisfaite, l'humanité y trouve son profit, et la science médicale, à laquelle, suivant
la pensée d'un savant magistrat, revient la tâche de faire pénétrer la
lumière de l'analyse et de l'observation dans le labyrinthe d'une intelligence troublée, de décrire les désordres qui s'y passent, de les classer, d'en faire jaillir une théorie (1), la science médicale, dis-je, ne
peut que marcher d'un pas plus ferme dans la voie du progrès.

Une première conclusion générale qui se déduit des faits historiques
qui précèdent est le caractère éminemment maladif des phénomènes
observés dans les épidémies intellectuelles, sauf la réserve que nous
avons faite à propos d'individus qui n'étaient que des simulateurs, ou
d'indignes imposteurs. Toutefois, en règle générale, il est impossible
de ne pas voir en tout ceci le cachet très-fréquent de la surexcitation du système nerveux. En effet, les états extatiques et convulsifs,
l'excitation cérébrale qui provoque les hallucinations des sens, les
manifestations subites d'actes empreints de cruauté et d'érotisme,
les suicides spontanés, les actes homicides accomplis sous l'influence de l'exaltation religieuse, ne rentrent pas dans l'ordre des
faits qui constituent l'état normal des fonctions intellectuelles et affectives.

Ces phénomènes maladifs, ainsi que nous en avons fourni la preuve,
ont été observés en mille lieux divers, chez un nombre incalculable
d'individus de tout âge, de tout sexe, de toutes conditions, et dans
des circonstances où ceux-ci ne pouvaient au préalable s'entendre
et se mettre d'accord pour préparer les scènes de folie auxquelles ils
se livraient. Pouvaient-ils, d'un autre côté, s'entendre à l'avance pour
commettre les actes auxquels les entraînait la surexcitation imprimée
au système nerveux? Nous ne le pensons pas davantage.

Le caractère morbide de ces manifestations a au contraire quelque
chose de si frappant et de si stéréotypé, que nous le retrouvons également dans les cas isolés, c'est-à-dire chez des individus placés en dehors de toute influence épidémique, et dont les actes conséquemment

(1) SALASSE, *ouvr. cit.*, p. 12. Il est bien entendu que nous acceptons le programme
tracé par ce magistrat éminent. Ramenée à ces proportions, l'intervention du médecin
dans les choses juridiques, loin de porter ombrage aux tribunaux, ne peut qu'aplanir les
difficultés entre les magistrats et les médecins. Elle est de nature à concilier les intérêts
de la justice et de la science, qui ne sont pas aussi opposés que beaucoup de personnes
le prétendent encore aujourd'hui.

n'ont pas été amenés par la contagion de l'exemple. Ces faits se rattachent à la pathologie spéciale. On les désigne sous le nom de sporadiques, et leur signification médico-légale est trop importante pour que nous n'en citions pas quelques-uns (1).

Une jeune fille de dix-huit ans, grande, bien conformée, d'une intelligence au-dessus de la moyenne des femmes de son pays, avait été amenée dans la prison de la ville de Rouen, où elle subissait une condamnation pour crime d'incendie. Avait-elle été poussée à cet acte, ainsi que le croyaient quelques témoins, par les conseils d'une vieille femme dont elle était la servante et *qui passait quelque peu pour sorcière* (2); avait-elle agi sous l'influence exclusive de son état maladif? c'étaient là autant de questions qui auraient pu être posées, mais qui n'ont pas été soumises à l'examen des médecins, ces derniers n'ayant pas été appelés à donner leur avis.

Quoi qu'il en soit, les premiers moments du séjour à la prison ne furent signalés chez la jeune condamnée par aucun acte capable de mettre en suspicion l'intégrité de ses facultés intellectuelles. La résignation avec laquelle Louise D... subissait sa peine, sa douceur, sa modestie, les sentiments de douce piété qui l'animaient, intéressèrent à son sort plusieurs personnes, et un recours en grâce fut demandé. C'est sur ces entrefaites que se déclarèrent les premiers symptômes d'un mal qui, d'après mon avis, préexistait à l'acte incendiaire, mais qui ne s'était pas encore révélé à l'observation. Un soir, les femmes de l'infirmerie où couchait la jeune détenue furent réveillées par ses cris et singulièrement effrayées par ses convulsions. Cette hystérique, car nous pouvons déjà l'appeler ainsi, se précipitait, d'un bond, d'une extrémité de la salle à l'autre; son corps se repliait en arc de cercle, et il était agité de tous les mouvements convulsifs qui se produisent dans l'état d'acuité de la névrose hystérique.

Mais les phénomènes morbides ne restèrent pas circonscrits dans la

---

(1) Sporadique de σποραδικός, σπείρειν, disperser. Épithète donnée aux maladies qui n'attaquent qu'un individu à la fois, ou quelques individus isolément, qui surviennent indifféremment en tout temps, en tout lieu, et indépendamment d'aucune influence épidémique.

(2) Cette appréciation ne paraîtra pas étrange aux personnes qui ont observé l'état intellectuel des habitants de la campagne dans quelques-uns de nos départements. La croyance à l'action que peuvent exercer les sorciers et maléficiers y est encore très-vivace. Des milliers de faits pourraient être allégués en faveur de l'opinion que j'émets, et la nature du délire chez plusieurs malades de notre asile en est la preuve. Il en est auxquelles on a *jeté un sort*, que l'on a *ensorcelées*. Cette opinion est non-seulement émise par les malades dans leur délire, mais elle est signalée par leurs parents.

sphère exclusive des fonctions physiologiques du système nerveux. L'intelligence était déjà plus sérieusement compromise qu'il n'était permis de le supposer. La preuve devait en être fournie par la nature des actes anormaux qui ne tardèrent pas à se produire et qui constituent les caractères essentiels de la folie hystérique. La jeune fille devint taciturne et rêveuse. Tantôt elle paraissait absorbée par des ravissements extatiques, tantôt il semblait aux spectateurs qu'elle était en proie à des hallucinations terrifiantes. Ses discours et ses actes furent bientôt à l'unisson de l'exaltation des sens. Elle se mit à prononcer des paroles incohérentes, et les phénomènes extato-convulsifs se succédèrent avec une telle intensité que des personnes étrangères à l'art ne purent s'empêcher de voir dans les actes de la malade l'intervention d'une puissance surnaturelle. Mais on ne parvint ni avec les prières et les objurgations, ni avec les aspersions d'eau bénite, ni avec les appositions des objets vénérés de notre foi, à calmer les crises nerveuses de cette jeune hystérique. Les exacerbations les plus violentes étaient, comme cela arrive ordinairement dans les cas de ce genre, les conséquences des moyens liturgiques auxquels on avait recours, sinon d'une manière solennelle, au moins en secret. Dans son délire elle blasphémait et semblait vouée corps et âme aux suggestions de l'esprit malin. Une grande émotion commençait à régner dans le cercle intime des personnes qui s'étaient donné la mission, en dehors de toute intervention médicale, de surveiller les actes de cette jeune fille. Ses moindres faits, ses moindres gestes, ses paroles délirantes même étaient interprétés dans le sens de phénomènes surnaturels. Elle prédisait l'avenir, reconnaissait les images cachées dans les livres, lisait dans les pensées intimes de son assistance étonnée. Les paroles impies que parfois elle proférait faisaient un triste contraste avec sa moralité antérieure bien connue et ses sentiments religieux qui, jusque-là, n'avaient rien laissé à désirer. Tous ses actes, en un mot, présentaient les caractères attribués autrefois à la possession démoniaque, quoique, dans les périodes de rémission, elle montrât beaucoup de douceur, de résignation et de piété.

Sur ces entrefaites, sa grâce ayant été obtenue, elle retourna dans son village avec sa mère. Mais là les mêmes phénomènes se reproduisirent, et ils eurent un retentissement d'autant plus funeste que l'esprit de la population était admirablement disposé à les interpréter dans le sens de l'intervention des puissances occultes. La jeune fille annonça dans une de ses crises que si l'on n'établissait pas dans la localité une chapelle en l'honneur de Notre-Dame de la Salette, beau-

coup de prêtres mourraient dans l'année. Par une coïncidence fatale,
il arriva que la moyenne de la mortalité chez les membres du clergé
de ce pays fut bien plus considérable que dans les temps ordinaires.
L'émotion ne fit que s'accroître. Des personnes haut placées inter-
vinrent près de l'autorité ecclésiastique pour la prier d'obtempérer à
la demande de cette jeune inspirée. C'est dans ces circonstances qu'un
éminent prélat voulut bien me donner la mission d'examiner cette
jeune fille et de lui en faire mon rapport. Je la vis au Havre, où prudem-
ment on l'avait reléguée chez une parente, sous la direction d'un ecclésiastique des plus éclairés.

Il ne me fut pas difficile de faire ressortir combien avaient agi sage-
ment les personnes qui ne voyaient dans cette fille qu'une hystérique,
et je ne pus assez insister sur le maintien de l'isolement dans lequel
elle vivait et sur la continuation de l'excellent régime physique et moral qui avait été prescrit. Au moment où je l'observai, elle ne voulait
répondre à aucune question; elle était possédée du *démon muet*. Ses
réponses étaient écrites par elle et se rapportaient toutes à des injonctions qui lui étaient faites, de la part de la Vierge, de ne pas parler
jusqu'à une époque qu'elle désignait elle-même et où *la vérité serait
connue*. Cette manie de la prédiction est, comme on sait, particulière
aux hystériques, et certains magnétiseurs en ont fait leur profit dans
un but plus ou moins avouable.

Depuis, cette jeune fille est rentrée dans sa famille; je l'ai revue
il y a peu de jours. Elle est complétement guérie et peut donner
les détails les plus exacts sur sa maladie nerveuse. Tout bruit a
cessé autour d'elle, et l'émotion qu'elle avait suscitée n'a pas tardé à
disparaître. C'est ainsi que se terminent les affections de cette nature. Le meilleur moyen de les propager et de les élever à la hauteur
d'une épidémie intellectuelle est de s'en préoccuper outre mesure, et
d'appliquer, dans l'intérêt de la guérison, les moyens prescrits par la
liturgie dans les cas d'obsession démoniaque.

C'est dans la même catégorie de malades qu'il faut placer la jeune
Rosine Horiot, de Lamarche (Vosges), qui fit beaucoup de bruit à son
époque (1850) et chez laquelle prédominaient les phénomènes extatiques, précédés d'un sommeil magnétique s'impatronisant naturellement et sans avoir été provoqué par aucune manœuvre.

M. le docteur Mangin, témoin oculaire de ces faits, expose en ces
termes l'invasion d'une maladie qu'il importe à la médecine légale de
ne pas passer sous silence. Les affections nerveuses se présentent sous
tant de formes différentes et entraînent avec elles tant de conséquences

anormales que l'on ne saurait assez mettre en relief toutes les misères de la pauvre humanité.

« Rosine Horiot, âgée de dix-neuf ans, d'une bonne constitution, d'un tempérament lymphatique, d'une bonne santé habituelle, bien réglée, éducation morale ordinaire, se livrant sans passion et sans exaltation aux pratiques religieuses, d'un caractère gai et insouciant, se coucha, il y a deux mois environ (un dimanche), vers sept heures du soir. Sa mère, absente en ce moment, fut très-surprise, en rentrant, de trouver sa fille endormie, et chercha à la réveiller sans pouvoir y parvenir. Effrayée d'un pareil sommeil, elle me fit appeler.

» La jeune fille était couchée sur le dos; son sommeil semblait calme; la respiration était normale, entrecoupée seulement de temps en temps par des soupirs étouffés, mais sans prononcer une seule parole; le pouls était régulier, souple, peut-être un peu fréquent; les membres affaissés se laissant mouvoir sans résistance et cédant à leur propre poids. Ce n'était pas une catalepsie.

» J'interrogeai les sens les uns après les autres : je la questionnai sans obtenir de réponse; j'entrouvris ses paupières, fermées comme pendant le sommeil; elles restèrent ouvertes et la pupille demeura immobile à la lumière d'une chandelle approchée très-près et à plusieurs reprises. Je plaçai de l'éther, puis subitement de l'ammoniaque sous ses narines, sans qu'un seul mouvement témoignât qu'elle en ressentît les effets.

» J'interrogeai ensuite la sensibilité animale : je pinçai cette fille avec mes ongles au point de couper la peau; je piquai sa main avec une lancette; je fis chauffer et j'appliquai un fer rougi à blanc; je chatouillai les plantes des pieds; elle fut insensible à toutes ces épreuves.

» Étonné et étourdi d'un pareil état, j'y cherchai inutilement une cause; je supposai à tort (je le sus depuis) un amour contrarié, des chagrins cachés. Je sortis sans savoir à quels moyens thérapeutiques m'adresser.

» Le lendemain son état était exactement le même, et les mêmes épreuves furent encore sans résultat. Enfin, jusqu'au mardi matin, à dix heures, rien ne changea dans la situation. Tout à coup elle fit un brusque mouvement, joignit les mains, ouvrit les yeux et les élevant au ciel, commença une de ces scènes impossibles à décrire et dignes de la plume d'un romancier. Figurez-vous une sainte inspirée (sainte Thérèse) s'adressant à Dieu, aux anges, à sa patronne, dans des termes exaltés. Tout ce que le catéchisme, les livres pieux, les sermons lui avaient dit des joies du paradis, elle le peignait par des mots expressifs, sentencieux. Ses yeux, ouverts maintenant, restaient fixes, des heures entières, même à l'approche subite d'une lumière. La même insensibilité physique existait toujours.

» Enfin, à onze heures du soir, après être restée trois heures agenouillée dans cet état extatique, cinquante-deux heures depuis le début du sommeil, elle s'affaissa sur elle-même, s'éveilla et parut étonnée de se voir entourée de plusieurs personnes; elle se plaignait seulement de lassitude dans les genoux, les reins et surtout les yeux.

» Le lendemain je la vis et la questionnai sur ce que j'appelais son sommeil et son rêve; elle chercha à me faire comprendre qu'elle n'avait pas rêvé; qu'*elle était allée effectivement là-haut, au ciel, conduite par un ange; qu'elle avait été très-heureuse.* Elle me fit une description enthousiaste du paradis et semblait contrariée d'être revenue dans ce monde sans savoir comment. Sa santé ne parut du reste nullement altérée; elle put vaquer à ses occupations le lendemain. »

Aux yeux des médecins éclairés, le caractère éminemment hystérique d'un pareil état ne saurait être mis en doute. « Cette maladie, dit un autre médecin, témoin de ces faits, M. le docteur Planté, est caractérisée par l'absence complète et instantanée des sens du toucher, de la vue, de l'ouïe et de l'odorat, pour lesquels les agents tels que la cautérisation, la lumière vive, le son de la musique bruyante, l'ammoniaque liquide, sont de nul effet. » — « Les expériences de cette sorte ont souvent été renouvelées, ajoute un prêtre très-instruit qui a suivi avec la plus scrupuleuse attention tous les phénomènes extraordinaires présentés par cette jeune fille, mais aujourd'hui on ne les fait plus, dans la crainte de nuire à la malade. Il est interdit aux visiteurs de la toucher même légèrement, parce que son corps, depuis environ deux mois, est d'une sensibilité inouïe pendant les crises. Son âme ne sent pas, mais cette sensibilité organique ferait craindre des accidents. » Quelle preuve plus complète veut-on avoir de l'état hystérique de cette fille?

Les actes qui se rapportent à cet état névropathique et sur lesquels nous insisterons d'une manière spéciale au chapitre de la *folie hystérique,* ne sont pas tous, il s'en faut, de nature essentiellement extatique, ainsi que la chose a eu lieu dans les cas de l'accusée D... et de Rosine Horiot. Les explosions soudaines d'actes irréfléchis, pervers et singulièrement compromettants ont été observés dans la situation pathologique à laquelle nous faisons allusion. Je ne puis même assez m'étonner de la timidité avec laquelle les auteurs ont abordé cet ordre de faits qui intéressent à un si haut degré la médecine légale des aliénés, aussi bien que la position de plus d'un inculpé qu'une névrose extraordinaire, qu'une émotion morale profonde, instantanée, ont momentanément placé hors des voies de la raison (1).

Peut-être la crainte de soulever l'accusation banale de voir des aliénés chez la plupart des individus incriminés en justice a-t-elle empêché, dans plus d'une circonstance, les médecins de se placer hardiment vis-à-vis du fait de maladie? Mais, encore une fois, nos expertises n'ont pas pour but exclusif d'examiner l'état mental des criminels soupçonnés d'être aliénés, et de chercher l'explication du fait incriminé dans la folie préexistante des inculpés. En dehors des aliénés proprement dits, il existe une foule d'êtres souffrants dont l'état mental mérite d'être pris en sérieuse considération, et envers lesquels l'application d'une pénalité trop sévère constituerait une véritable erreur judiciaire. Sans doute la perversité humaine est très-grande, mais plus grande encore, si c'est possible, est l'influence exercée sur nos idées et nos sentiments par les maladies et par les causes de l'ordre moral.

Je puis affirmer, pour ma part, avoir vu dans maintes circonstances des actes suicides, homicides, incendiaires et autres dénotant les aberrations les plus extraordinaires, les plus incroyables des facultés affectives, être le résultat d'un état maladif passager, d'une émotion inattendue, foudroyante, sans qu'il fût possible, l'état critique une

(1) À propos de l'instantanéité de certains actes maladifs, M. le docteur Dumesnil cite les faits intéressants qui suivent. Un individu de vingt-trois ans, d'un caractère doux et affectueux, apprend subitement la perte d'une partie de ses petites économies. Dès le lendemain, D... tomba dans un état de fureur dont sa mère et une autre personne furent victimes... Le nommé François L... avait cru avoir été mordu par un chien enragé. Quatre jours après, sous la seule influence de la terreur, il poussa des hurlements et se crut enragé; il fracassa d'un coup de hache la tête de sa maîtresse; armé du même instrument, il tua une femme qui fuyait devant lui. Il aurait immolé d'autres personnes si un coup ne lui avait brisé la jambe. L'acquittement de ces deux individus fait le plus grand honneur à la justice et démentre l'adoucissement progressif qui existe dans l'application de nos lois pénales... Il y a plus de trente ans que le premier de ces individus est à l'asile de Quatre-Mares. Sa lucidité d'esprit, dit M. le docteur Dumesnil, ne s'est pas démentie un seul instant. Jamais il n'a pu achever le récit du malheur qui lui est arrivé sans être suffoqué par les sanglots. Le deuxième est dans le même asile depuis treize ans, sans qu'on ait pu noter le retour du plus léger trouble ou de la moindre divagation. (*Les aliénés et les enquêtes médicales*, par M. le docteur Dumesnil, médecin-directeur de l'asile de Quatre-Mares, Rouen, 1859).

Ces faits, auxquels nous en aurons bien d'autres à ajouter, prouvent suffisamment qu'il ne s'agit pas toujours, dans nos expertises, de rechercher si l'inculpé était, au préalable, aliéné avant de commettre l'acte pour lequel il est incriminé. Il s'agit de savoir si, pour une cause ou pour une autre, il ne jouissait pas de sa raison au moment de la perpétration de son acte. Le texte de la loi est formel sous ce rapport.

fois passé, de découvrir chez les individus le moindre symptôme de désordre ou de perversion dans les facultés. Ce phénomène est observé surtout chez les hystériques, les épileptiques, et chez ceux que trouble une cause morale très-vive, ainsi que nous en avons vu des exemples plus haut. Ces états peuvent n'être que momentanés, transitoires; dans d'autres cas, ils prennent le caractère de la périodicité. On a vu de très-jeunes enfants offrir sous ce rapport des exemples instructifs au point de vue de la médecine légale.

Il y a quelque temps, on m'amenait un garçon de neuf à dix ans, affligé, au dire des parents, d'une maladie extraordinaire et à l'incubation de laquelle *certains sortiléges ne paraissaient pas étrangers* (1). Cet enfant, d'un caractère ordinairement très-doux, était pris subitement d'un mal qui, au dire de sa grand'mère, qu'il avait failli tuer, consistait dans des convulsions suivies de cris sauvages. Ce petit être se mettait alors à japer comme un chien, à marcher à quatre pattes, et, dans sa fureur, cherchait à sauter par la fenêtre et à mordre les personnes qui l'entouraient. J'ai été le témoin oculaire de ces faits. L'enfant était tranquillement assis dans mon cabinet, lorsque tout à coup son regard devint fixe et son visage s'empourpra : « J'étouffe, disait-il, je sens ma boule qui me monte. » A l'instant, il tomba de sa chaise et resta quelque temps sans connaissance. Tout à coup, il se mit à courir, à l'instar d'un animal, hurlant, aboyant et risquant, si l'on n'avait protégé ses mouvements, de se briser la tête contre les meubles. Il se précipitait sur sa mère et sa grand'mère, cherchant à les mordre et les invectivant d'une manière horrible. Il faillit même m'échapper des mains et se précipiter dans la rue. Cette scène ne

(1) Ce sont là des idées superstitieuses qui règnent encore dans plusieurs localités normandes. Ces mêmes croyances erronées expliquent encore la nature de certains actes que l'opinion est parfois tentée d'attribuer à la folie ou à la dépravation excessive. Il y a quelque temps, les habitants de Sainte-Adresse, près le Havre, étaient terrifiés par des actes de violation de sépulture. Ces violateurs, car ils paraissaient être plusieurs, s'en prenaient aux cadavres de vieilles femmes récemment enterrées, qu'ils écorchaient. On ne put trouver les coupables, mais les soupçons de la police étant tombés sur le fameux sergent Bertrand, actuellement retiré au Havre, l'ancien violateur des cadavres du cimetière du Montparnasse fut arrêté. Il ne lui fut pas difficile de prouver son innocence. Moi-même je vis, j'interrogeai le prévenu, et je pus me convaincre que les profanations commises à Sainte-Adresse n'avaient aucun rapport avec celles qui firent tant de bruit à l'époque du sergent Bertrand. Les premières se rapportent évidemment à des idées superstitieuses dans le but d'opérer ou d'éviter quelque sortilége. Les actes accomplis au Montparnasse sont évidemment, et j'ai pu m'en convaincre vingt ans après, le résultat d'une maladie. L'examen récent du sergent Bertrand ne me laisse pas de doute à cet égard.

dura pas moins d'une heure; elle se renouvelait périodiquement deux fois par jour depuis deux mois, et chaque fois que la crise avait cessé l'enfant restait comme hébété pendant quelques instants, ne se rappelant nullement ce qui s'était passé. La vue de ses parents affligés, qui lui adressaient des reproches, suffisait pour le faire fondre en larmes et il leur demandait mille fois pardon, sanglotant et promettant de ne pas recommencer. Le simple fait de l'isolement de ce jeune hystérique à l'asile de Quatre-Mares a suffi pour interrompre le cours de cette névrose, et l'enfant a été ramené chez ses parents.

Il est permis de se demander, à propos de cet exemple, quelle aurait été la position médico-légale faite à cet enfant, au cas où il aurait eu le malheur de tuer sa mère, ainsi qu'il a essayé de le faire en se précipitant sur elle armé d'un couteau? Sans doute il aurait été excusé comme ayant agi sans discernement, et le tribunal aurait décidé son envoi dans une maison de correction jusqu'à l'époque de la majorité. Mais le médecin expert, en supposant qu'il eût été requis, aurait-il triomphé facilement dans l'exposé d'une thèse tendant à démontrer l'existence d'une *monomanie* qui imprime aux actes cette impulsion irrésistible (1)?

Ces exemples individuels suffisent, à la rigueur, pour établir les analogies qui existent entre les phénomènes morbides observés chez les aliénés isolés et chez les individus qui ont figuré dans les épidémies intellectuelles. Je ne crois cependant pas inutile d'y insister à cause de l'appui réciproque que l'interprétation de ces faits comparés peut fournir à nos expertises médico-légales.

Les phénomènes qui, dans les épidémies intellectuelles, étaient de nature à impressionner le plus vivement les esprits, étaient les états d'extase, de catalepsie, de convulsions avec toutes leurs conséquences fatales sur les manifestations anormales des facultés intellectuelles et affectives. Parmi ces dernières, nous avons vu figurer le suicide, l'ho-

---

(1) Il est bon de rappeler l'importance extrême qui, en médecine légale, se rattache à la valeur des termes employés dans les classifications des auteurs. En désignant de pareils états sous les noms de *monomanies homicides*, ou de *folies subites, instantanées,* on est également en dehors de la vérité qui se déduit de l'étude pathologique des faits. Premièrement, la tendance homicide n'est dans ce cas qu'un symptôme qui aurait pu aussi bien être remplacé par un symptôme de nature différente. En deuxième lieu, ainsi que je l'ai déjà dit dans mes considérations préliminaires, ce qui, dans les cas de ce genre, est subit, transitoire, instantané, est l'acte maladif, l'impulsion irrésistible engendrée d'une manière fatale par l'état morbide préexistant ou par l'état passager de surexcitation déterminé par une émotion violente, par une cause morale, puissante, exceptionnelle. Ce ne sont pas là, on le comprend bien, de vaines disputes de mots.

micide, l'incendie. Nous avons constaté des dépravations inouïes et des
aberrations à peine croyables du sens moral.

Mais ces mêmes situations se présentent tous les jours à l'observation des médecins qui ont l'habitude de traiter les affections du
système nerveux. Ce sont les mêmes aberrations des sens ; ce sont les
manifestations dangereuses qui se résument dans des actes similaires.

Aux personnes qui seraient tentées de voir dans quelques-uns de ces
phénomènes l'intervention du surnaturalisme, nous n'avons qu'une
observation à faire. La vérité des doctrines se juge d'après les œuvres.
Or, que résulte-t-il de tout ce bruit qui s'est fait si souvent autour de
prétendus êtres inspirés lorsqu'ils reviennent à la santé ? Rien autre
chose le plus souvent, pour les prôneurs du surnaturalisme, que le
souvenir humiliant d'avoir été trompés, et d'avoir aidé à la propagation
d'idées le plus souvent erronées en principe et toujours dangereuses
dans leurs conséquences pratiques.

Ces réflexions peuvent s'appliquer aussi bien à l'état des esprits dans
les épidémies intellectuelles que dans les cas isolés. En 1841 et en 1842
la Suède fut témoin de faits qui rappellent ceux des Cévennes, moins
les réactions sanglantes qui eurent lieu contre les prédicants et les prophètes de notre pays. Une rage de prédication sembla pareillement
s'être emparée, en Suède, d'une foule d'individus de l'un et l'autre sexe
et même de jeunes enfants. Des appels à des pénitences exagérées faits
au milieu des crises, des convulsions, et des hallucinations de toute nature éprouvées par tous ces prétendus inspirés et prophètes, produisirent leurs effets accoutumés sur des esprits que des menaces de damnation éternelle frappaient de terreur. Il s'ensuivit un grand trouble
dans les intelligences et des actes regrettables.

Mais toutes ces grandes manifestations, et c'est là une épreuve confirmative de l'existence des idées folles et de l'état maladif des individus, n'aboutirent en quoi que ce soit à l'amélioration générale des
mœurs, aux progrès des lumières, ou même à la glorification des
choses religieuses.

Au contraire, de tous ces phénomènes maladifs que beaucoup de
personnes veulent élever à la hauteur de faits de l'ordre surnaturel, il
ne reste qu'une chose triste à noter, c'est la tendance plus grande des
esprits à accepter l'influence des idées de superstition et à interpréter
les faits naturels par l'intervention des puissances démoniaques. Il en
résulte un ébranlement du système nerveux qui prédispose la génération qui a été témoin de ces faits à des transformations morbides dans
les fonctions du système nerveux, transformations dont on retrouve

les traces chez les descendants, sous forme de maladies bien caracté-
risées, hystérie, épilepsie, hypochondrie, affections convulsives de
toute nature, dégénérescences intellectuelles physiques et morales de
l'espèce. En un mot, toutes ces croyances vaines et dangereuses, toutes
ces idées qui veulent substituer l'intervention des puissances surnaturelles à la Providence sage qui nous règle et nous gouverne, ne sont
que des semences de folie.

L'application de ces dernières paroles peut être faite à la population
entière de Morzines (1), où, depuis près de dix ans, règne une épidémie
hystéro-démonopathique. Les descriptions que nous ont faites de cette
épidémie les médecins qui ont eu pour mission de l'étudier (2) semblent
être des pages détachées des annales du moyen âge ou de l'histoire des
épidémies religieuses des xv°, xvi° et xvii° siècles. On y retrouve les
scènes produites par la croyance à la possession démoniaque et par les
tentatives infructueuses et dangereuses de l'exorcisme. Ce sont les mêmes
aberrations des sens qui ont été jusqu'à faire accroire à des femmes
et à des filles de Morzines que le diable cohabitait avec elles. Enfin ce
sont les mêmes accusations contre de prétendus sorciers, auteurs de
tout le mal et qui, sans aucun doute, à une autre époque, n'auraient pas
échappé à la peine des tortures et du bûcher.

Mais ce qu'il y a de plus triste à noter, c'est de voir qu'en appliquant
à la population entière de Morzines la méthode d'observation médicale employée dans les cas individuels, on constate que la maladie y est
endémique. « L'hystérie, au dire du dernier narrateur de cette épidémie, M. le docteur Kuhn, l'hystérie a de tout temps régné d'une manière endémique à Morzines, et les causes de cette névrose sont évidemment l'hérédité, la consanguinité, la constitution lymphatico-nerveuse
et un état chloro-anémique chez les femmes... Cette névrose a pris
subitement le caractère épidémique et elle a atteint en peu de temps
les femmes qui offraient quelques prédispositions... Mais, ajoute

(1) Morzines est une commune de 2000 âmes, dans l'ancienne province du Chablais
et qui fait aujourd'hui partie du département de la Haute-Savoie. De temps immémorial
les habitants de cette localité avaient une réputation d'ignorance et de crédulité superstitieuse. L'hystérie est aussi une névrose très-commune dans cet endroit.

(2) M. le docteur Constans, inspecteur général et auteur d'une *relation sur une épidémie d'hystéro-démonopathie* à Morzines (Paris, 1864). M. le docteur Arthaud, médecin
en chef de l'Antiquaille à Lyon et qui a publié dans la *Gazette médicale* de Lyon une
très-bonne monographie sur ce sujet, enfin M. le docteur Kuhn, qui, récemment, a fait
insérer un très-bon travail sur ce sujet dans les *Annales médico-psychologiques*. (Cahiers
de mai et juillet 1865.)

M. Kuhn, ce n'étaient pas les convulsionnaires qui étaient les seuls malades ; toute la population, naturellement crédule, fanatique et superstitieuse était frappée de l'idée commune de possession. »

Après l'examen de ces faits qui sont déjà de nature à donner une idée sommaire de l'origine des maladies mentales et de leur forme selon l'état de la civilisation, le degré des lumières, et le tempérament des populations, nous allons aborder, sans autre préambule, l'étude des matières réservées pour la deuxième partie de cet ouvrage. Ces matières comprennent *les expertises médicales et la jurisprudence*, en d'autres termes, *l'étude des actes justiciables des tribunaux, dans leurs rapports avec la situation mentale des inculpés.*

Ces actes sont de diverses sortes. J'en donne ici la nomenclature afin que le lecteur puisse se faire par avance une idée de la position du médecin expert qui, par la nature de ses fonctions, se trouve continuellement placé en face de deux grands intérêts : celui de la science sur laquelle il appuie son propre jugement, celui de la justice qui demande à être éclairée dans les cas douteux, et à laquelle le médecin doit le résultat de ses investigations. Les actes qui forment le sujet de ses expertises sont donc les suivants.

Actes civils. — Ils se rapportent à l'examen des testaments, à la valeur du témoignage, des aveux et des écrits des aliénés et des infirmes d'esprit en justice, à la capacité de ces individus pour contracter le mariage, faire et accomplir tels autres actes de la vie civile.

Actes criminels et délits. — Ils comprennent les attentats à la pudeur, le vol, les faux, l'incendie, l'homicide, le suicide, les injures et menaces, le vagabondage.

Actes excentriques, désordonnés. — Nous aurons à examiner quelle est la nature de ces actes. Dans quelles circonstances sont-ils l'indice d'un état mental plus ou moins troublé chez les inculpés ?

Actes de folie transitoire, instantanée. — Dans quelles circonstances se produisent ces sortes d'actes si dangereux d'ordinaire et si imprévus chez ceux qui les commettent ?

Actes du caractère passionnel. — L'amour, la haine, la jalousie, la religion exagérée, la frayeur, et toutes les passions en général, sont tantôt les mobiles primitifs de l'acte, tantôt les conséquences de la maladie. Quels sont les caractères différentiels des actes dans l'une et dans l'autre de ces situations ?

Actes en rapport avec des situations mentales autres que la folie. — Ces situations comprennent les névroses extraordinaires, les états intermédiaires entre le sommeil et le réveil, les états magnétiques, l'ivresse, les états physiologiques spéciaux tels que la grossesse, la menstruation, les âges critiques, la démence sénile, etc.

Actes anormaux. — Nous nous occuperons dans ce chapitre d'actes qui sont de nature à laisser parfois de grandes perplexités dans l'esprit des magistrats et des médecins. Il se produit, en effet, des actes étranges entés sur des caractères individuels qui font exception. La science éprouve des difficultés à les classer dans le cadre des faits nosologiques connus, et la justice criminelle hésite dans les applications de la peine à infliger.

Un chapitre spécial devra être consacré *aux enfants, aux idiots, aux imbéciles, sourds-muets, aveugles de naissance* et autres infirmes, devant la justice.

Enfin un chapitre final comprendra *les éléments scientifiques sur lesquels reposent les expertises des médecins.* Il y sera traité des caractères de la folie et des débilités intellectuelles en général, allégués par les médecins et appréciables pour les magistrats; de la simulation de la folie et des moyens de la découvrir; de la compétence des médecins en matière criminelle aussi bien qu'en matière civile; de la valeur comparée des expertises médicales dans les temps anciens et dans les temps modernes.

Tel est l'exposé des matières que nous allons traiter dans la deuxième partie.

CONDITIONS DE LA SOUSCRIPTION :

Le *Traité de la Médecine légale des aliénés* sera publié en six fascicules.

Prix de chaque fascicule..... 2 fr. 50

Paris. — Imprimerie de E. Martinet, rue Mignon, 2.